Doreen Virtue
Robert Reeves

Schmerzfrei leben

Natürliche und spirituelle Wege zur Selbstheilung

Doreen Virtue
Robert Reeves

Schmerzfrei leben

Natürliche und spirituelle Wege zur Selbstheilung

Aus dem amerikanischen Englisch
von Angelika Hansen

IRISIANA

Die amerikanische Originalausgabe erschien 2014 unter dem Titel »Living Pain-free«.

FSC www.fsc.org
MIX
Papier aus verantwortungsvollen Quellen
FSC® C014496

Verlagsgruppe Random House FSC® N001967

1. Auflage

einem Unternehmen der Verlagsgruppe Random House GmbH,
Neumarkter Str. 28, 81673 München
Redaktion: Sven Beier
Satz: Uhl + Massopust, Aalen
Umschlaggestaltung: Geviert, Grafik & Typografie
Druck und Bindung: GGP Media GmbH, Pößneck
Printed in Germany
ISBN: 978-3-424-15291-3

Inhalt

Für alle, die bereit sind,
loszulassen und ein
schmerzfreies Leben zu führen!

Einführung Es ist tatsächlich möglich, schmerzfrei zu leben!

Jenseits Ihrer Schmerzen existiert ein voll funktionsfähiger, gesunder Körper, der sich rundum wohlfühlt. Unser Ziel mit diesem Buch ist es, Ihnen dabei zu helfen, sich diese Realität bewusst zu machen. Aus diesem Grund gehen wir auf die tiefer liegenden Ursachen von Schmerz ein und empfehlen Ihnen diverse Naturheilmittel und Anwendungen sowie spirituelle Methoden, um Schmerzen zu heilen. Wir empfehlen Kräuterheilmittel, da Pflanzen die Medizin Gottes sind, seit Jahrhunderten bekannt und von intuitiven indigenen Heilern aller Kulturen benutzt.

Zudem sprechen wir in diesem Buch über das Konzept des Egos, eine der grundlegenden Ursachen von Schmerz. In spiritueller Hinsicht ist das Ego etwas anderes als *egoistisch*, also wollen wir diese Assoziationen für den Moment außer Acht lassen. Stattdessen denken Sie an den Spruch »Ein Engel auf einer Schulter, und ein Teufel auf der anderen«. Es gibt zwei Stimmen in jedem von uns: Eine, die uns erbaut und beglückt (die Engel), und eine, die Angst anzieht (das Ego). Die Stimme des Egos sagt: *Du bist nicht gut genug. Du wirst nie gut genug sein. Du solltest aufgeben* und *Niemand liebt dich*. Doch diese Sprüche sind nichts als blanke Lügen! Ihre Engel lieben Sie über alle Maßen, mehr, als Sie sich vorstellen können, und ihr einziger Wunsch ist, dass es Ihnen gut geht und Sie alles erreichen, was Sie sich wünschen.

Denken Sie daran, wie Sie den Unterschied zwischen dem erkennen können, was Ihre Engel sagen und was Ihr Ego Ihnen einzuflüstern versucht. Wenn Sie durch Gedanken, Visionen, Gefühle oder Worte eine Botschaft empfangen, die erhebend und positiv ist, können Sie sicher sein, dass sie von Ihren Engeln kommt. Falls eine Botschaft dafür sorgt, dass Sie sich gering oder beschämt fühlen oder Sie überzeugt, dass es besser ist, den nächsten Schritt nicht zu tun, ist sie höchstwahrscheinlich auf Ihr Ego zurückzuführen.

Jeder von uns ist von Engeln umgeben; sie sind heilende Gefährten, die immer an Ihrer Seite sind und Ihnen helfen. Sie müssen weder religiös sein noch wie ein Heiliger leben – *jeder Mensch* hat immer und überall Schutzengel neben sich. Dabei spielt es keine Rolle, ob Sie an Engel glauben oder nicht, da sie Teil Ihrer Physiologie sind – so wichtig und naturgegeben wie unsere Lungen, Gehirn oder Herz.

Ihre Engel sind jetzt, in diesem Moment, bei Ihnen und wünschen, Ihren Körper mit der Gesundheit und dem Wohlsein beglücken zu dürfen, die er braucht. Vielleicht fragen Sie sich: *Warum haben sie mich dann noch nicht geheilt?* Es ist wichtig zu wissen, dass die Engel an das Gesetz des Freien Willens gebunden sind. Dieses universale Gesetz besagt, dass weder sie noch Gott in Ihr Leben eingreifen kann, ohne dass Sie es ausdrücklich gestatten. Sie müssen zuerst um Hilfe bitten; dann können Wunder geschehen. Wenn Sie mit der Stimme Ihres Herzens sprechen, werden Ihre liebevollen Engel jedes Wort hören.

In den folgenden Kapiteln bieten wir Ihnen ein tieferes Verständnis zum Thema physischer Schmerz an; seine Ursachen; die Rolle, die er in Ihrem Körper spielt; und wie sich Ihre Emotionen und Stress auf den Schmerz auswirken. Wir halten nicht nur Empfehlungen für die Behandlung Ihrer Symptome bereit, sondern sagen Ihnen auch, wie Sie mittels Ernährung, Körpertraining, Kräutern, Nahrungsergänzungsmitteln, Entgiftung und unter Rücksichtnahme auf Ihre Sensitivität echtes Wohlergehen erreichen können. Am Ende dieses Buches finden Sie einen einfachen Leitfaden, der einige der häufigsten Schmerzbereiche im Körper identifiziert; die möglichen energetischen Ursachen; und spezifische Heilungsempfehlungen, einschließlich Therapien, Nahrungsergänzungsmittel, Gebete und Affirmationen. Sie können dieses Buch entweder auf einmal durchlesen, oder Ihrer Intuition erlauben, Sie zu führen und zu entscheiden, welche Themen für Sie zu einem bestimmten Zeitpunkt am relevantesten sind.

Vergessen Sie nicht, dass es bei jedem gesundheitlichen Problem am besten ist, sich professionellen medizinischen Rat zu holen. Falls Sie chronische, nicht diagnostizierte Schmerzen haben, vereinbaren Sie einen Termin mit einem vertrauenswürdigen Arzt oder Heiler. Eine klare Diagnose kann Ihnen bei Ihrer Suche nach Besserung helfen. Fragen Sie einen Arzt, bevor Sie Ihre Medikamente wechseln oder neue Heilmittel und Therapien ausprobieren, wie zum Beispiel Fitnesstraining oder Nahrungsergänzungsmittel. Nicht alle Heilmittel sind für jeden richtig; im Falle bereits existierender Erkrankungen, oder wenn Sie zur Zeit einem bestimmten Behandlungsplan folgen, lassen Sie sich beraten, um sicherzugehen, dass das Mittel, zu dem Ihre Intuition Sie führt, sich nicht negativ auf Ihre Medikation auswirkt oder Ihre Symptome verschlimmert.

Wir müssen stets mit der größtmöglichen Sicherheit agieren, wenn es um unsere Gesundheit geht, und vor allem niemals uns selbst oder anderen Schaden zufügen. Bitte gehen Sie bewusst und informiert vor, wenn Sie die vielen Möglichkeiten erforschen, um Schmerzen zu lindern.

Genießen Sie Ihre Reise hin zu einem rundum angenehmen und schmerzfreien Leben.

Doreen und Robert

Teil I

Die Wahrheit über Schmerzen

Kapitel 1
Die Ursachen von Schmerzen

Wenn Sie es zulassen, können Schmerzen Ihr Leben ruinieren. Und jetzt lesen Sie diesen Satz noch einmal… die Schlüsselworte sind: *Wenn Sie es zulassen.*

Ihre Zukunft liegt in Ihren eigenen Händen. Geben Sie den Kampf noch nicht auf. In diesem Buch werden Sie zahlreiche Möglichkeiten finden, wie Sie von physischen Leiden genesen können. Dem Schmerz, der Sie zuvor vielleicht zurückgehalten hat, rutscht vor Angst das Herz in die Hose. Er weiß, dass Sie hier die notwendigen Werkzeuge finden werden, um Ihr Leben zu ändern. Sie können das Hindernis »Schmerz« überwinden und die Fesseln abwerfen, die Sie bislang gelähmt haben.

Vielleicht ist Ihnen bei dem Versuch, dieses Buch zu lesen, Ihr Fokus abhandengekommen; oder Sie sind abgelenkt worden, als Sie einen genaueren Blick auf Ihre Beschwerden werfen wollten. Schuld ist das Ego mit seiner Todesangst vor der Möglichkeit einer Erleichterung oder Heilung. Ihr Ego lenkt Sie ab, denn wenn Sie geheilt werden, sind Sie perfekt in der Lage, Ihre Lebensaufgabe zu erfüllen. Leiden schränkt Ihre Freude am Leben ein, oder macht sie ganz unmöglich, was wiederum dazu führt, dass Sie Ihre Lebensaufgabe nicht finden können. Sobald sich jedoch die Wolke des Schmerzes auflöst, ist der vor Ihnen liegende Weg kristallklar. Was Ihnen erlaubt, Ihre wahre Aufgabe eindeutig zu erkennen.

Jeder Gedanke, der Ihnen in den Sinn kommt, hilft Ihnen bei der Erschaffung Ihrer Realität und Erfahrungen. Indem sie also ihre Gedanken auf Schmerzen fokussieren, ziehen Menschen häufig andere an, die ebenso leiden. Achten Sie darauf, wenn Sie sich Ihren Freundeskreis anschauen. Sind Sie umgeben von inspirierenden Personen mit hoher Energie? Oder sind Sie ausschließlich von Menschen umgeben, die ständig kämpfen, in ihrem Denken und Handeln eingeschränkt sind und sich durch eine negative Sichtweise auszeichnen? Es geht bei dieser Übung nicht darum, uns selbst zu kritisieren oder zu verurteilen, sondern die Aspekte zu identifizieren, die wir vielleicht ändern möchten. Genauso wie Sie die Macht hatten, diese negativen Personen anzuziehen, haben Sie die Macht, glückliche, gesunde Freunde in Ihr Leben zu bringen.

Die Schmerzen bedingen Einschränkungen, die Sie glauben lassen, gefangen zu sein und nicht mehr voranzukommen. Wenn Sie auf diese Stimme hören, werden Sie Inspiration, Motivation und Kreativität verlieren – drei Dinge, die essenziell sind, um in die Welt hinauszugehen und etwas zu bewirken.

Sie sind hier, um wesentlich mehr zu tun als einfach nur zu existieren. Es ist ganz natürlich, darüber nachzudenken, warum Sie jetzt, zu diesem Zeitpunkt, hier sind. Die Antwort lautet, dass Ihre Seele göttliche Weisheit in sich trägt, die in diesem Moment auf der Erde dringend benötigt wird. Auf einer bestimmten Ebene wissen Sie, dass diese Aussage zutrifft. Stellen Sie sich vor, wie Ihr Leben sein würde, wenn Sie sich jeden Augenblick inspiriert fühlten. Stellen Sie sich vor, wie es wäre, wenn Sie alle Ihre Herzenswünsche realisieren würden. Genauso fühlt es sich an, ohne Schmerzen zu leben.

Also wollen wir jetzt gemeinsam die alte Energie des Schmerzes beseitigen und Ihre wunderbare, beglückende Zukunft einläuten!

Was sind Schmerzen?

Schmerzen sind ein Zeichen, dass etwas in Ihrem Körper aus dem Gleichgewicht geraten ist. Entzündungshemmende und schmerzstillende Medikamente verdecken lediglich die Beschwerden, ohne sich wirklich mit der Ursache zu beschäftigen. Anstatt die Botschaften Ihres Körpers zu verdecken, sollten Sie versuchen herauszufinden, was er Ihnen sagen will.

Die wahre Ursache Ihrer Schmerzen kann physischer, emotionaler oder energetischer Natur sein. Was immer der Grund auch sein mag, verurteilen Sie weder sich selbst noch Ihre Erfahrungen – das würde Ihr Leiden nur noch verstärken. Betrachten Sie Ihre Situation objektiv. Stellen Sie sich die Frage: *Wann haben die Schmerzen angefangen? Was war zu dem Zeitpunkt sonst noch los in meinem Leben? Gab es andere Stressfaktoren oder Traumata?* Unter Umständen werden Sie überrascht sein festzustellen, dass Ihr Körper etwas reflektiert, was jetzt oder zum damaligen Zeitpunkt in Ihrem Leben passierte.
Wenn neue Patienten zum ersten Mal in meine (Robert) Naturheilpraxis kommen, gehen sie vielleicht davon aus, dass ich ihnen etwas verschreibe, um ihre Schmerzen zu lindern. Wenn ich auch jedes Mal Hilfe in der einen oder anderen Form anbiete, ist es nicht unbedingt die Art von Hilfe, die sie erwarten. Es macht keinen Sinn, etwas einzunehmen, um Ihre Symptome zu verdecken, da die zugrunde liegende Ursache nach wie vor besteht. Sobald Sie das Medikament absetzen, werden Ihre Schmerzen zurückkommen. Das ist der Grund, warum ich mich jedes Mal, wenn neue Patienten zu mir kommen, erst einmal mit ihnen zusammensetze, um über das zu sprechen, was momentan in ihrem Leben los ist – oder los war, als das Problem begann.

Eine Patientin zum Beispiel erkannte, dass ihr Leiden genau zu dem Zeitpunkt begann, als die Beziehung mit ihrem Ehemann schwierig wurde. Jedes Mal, wenn sie und ihr Mann sich stritten, nahmen ihre Beschwerden zu. Bis zu dem Moment, wo sie mir darüber berichtete, hatte sie diese beiden Ereignisse – die Streitereien mit ihrem Mann und ihre Beschwerden – nie in Zusammenhang gebracht. Ihr Körper benutzte physischen Schmerz, um ihren emotionalen Schmerz zu verdecken, damit sie sich nicht ihren Gefühlen stellen musste! Es überrascht nicht, dass sie eine Menge alter Emotionen gespeichert und tief in ihrem Herzen verborgen hatte. Während es ihr zunehmend leichter fiel, diese alten Emotionen loszulassen, verringerten sich ihre Schmerzen allmählich, bis sie schließlich ganz aus ihrem Körper, ihrem Geist und ihrer Seele verschwanden. Hätten Schmerztabletten ein Problem wie dieses lösen können? Sicher nicht!

Wenn Sie erst einmal verstehen, woher Ihre Schmerzen rühren, müssen Sie sich ihre Intensität und Häufigkeit anschauen. Fragen Sie sich selbst:

- Wann werden die Beschwerden schlimmer?
- Was passiert sonst noch in diesen Momenten – bin ich übermäßig gestresst?
- Habe ich soeben Zeit mit jemandem verbracht, oder etwas Bestimmtes gegessen oder getrunken?
- Wann nehmen die Schmerzen ab, und wann fühle ich mich am besten?
- Mit welchen Aktivitäten, Emotionen oder Beziehungen bin ich in diesen Momenten beschäftigt?

Die Antworten auf obige Fragen enthalten wichtige Hinweise für Ihren Weg zur Besserung. Wenn Ihnen die Aktivitäten bewusst werden, die Ihnen Geborgenheit und Wohlbehagen schenken, können Sie sich entscheiden, sie häufiger auszuüben. Sollten Sie andererseits erkennen, was Ihre Schmerzen verstärkt, haben Sie die Wahl, sich von diesen Situationen fernzuhalten.

Die Schmerz-Illusion

Von einer spirituellen Sichtweise aus betrachtet ist Ihr Körper bereits geheilt. Ihre Seele trägt alle Informationen in sich, die Sie brauchen, um den Weg zu einem angenehmen, glücklichen, von Liebe erfüllten Leben einzuschlagen. Nur wenn Sie auf die angstbasierten Gedanken Ihres Egos hören, kann es passie-

ren, dass Sie von diesem Weg abkommen und als Resultat von Schmerzen geplagt werden.
Wir haben Mitgefühl für die sehr realen Leiden, die Sie erleben. Sie dürfen jedoch nicht vergessen, dass der Weg, den Gott für Sie vorgesehen hat, perfekt ist. Gott als Sinnbild vollkommener Liebe würde nie Schmerzen erschaffen. Ihre Beschwerden sind keine spirituelle Prüfung, sondern ein Produkt des Egos, des Gegenteil Gottes. Dem Ego zu glauben heißt, Energie in etwas zu investieren, das nicht von unserem Schöpfer stammt.
Schauen Sie jenseits der Illusion des Leidens und sehen Sie Ihren Körper stattdessen als das, was er in Wirklichkeit ist. Wenn Schmerz sich in Ihrem Körper heimisch macht, geben Sie ihm einen Räumungsbefehl und lassen ihn wissen, dass er nicht länger in ihrem geweihten Tempel willkommen ist. Beseitigen Sie die Blockaden, die Ihr Licht verdunkeln. Zu den Hindernissen dieser Art auf Ihrem Weg zu perfekter Gesundheit können chemische Stoffe und Toxine in Nahrungsmitteln und Getränken gehören, negative Denkmuster, ein Umfeld mit niedriger Energie, schlechte Ernährung, Bewegungsmangel und Krankheit.
Beachten Sie, dass wir Krankheit von Unwohlsein unterscheiden. Wenn Sie sagen: »Ich habe eine Krankheit«, bestätigen Sie damit kontinuierlich, dass Sie gesundheitlich angeschlagen sind. Ein Zustand des Unwohlseins andererseits bedeutet einfach, dass Sie sich in diesem Moment nicht optimal fühlen und Ihr körperliches und seelisches Gleichgewicht wiederherstellen müssen.
Es ist wichtig, Aussagen zu vermeiden wie zum Beispiel: *»mein* weher Rücken … «, *»meine* Schmerzen … « und *»mir* tut alles immer weh«. Mit solchen Worten machen Sie sich diesen Zustand zu Eigen – wollen Sie wirklich, dass es *Ihre* Schmerzen sind, dass sie Ihnen gehören? Wenn Sie den Begriff Leiden aus Ihrem Wortschatz entfernen, können Sie ihn stattdessen gegen Liebe, Gesundheit und Frieden eintauschen. Das Universum hört immer auf Sie und bringt Ihnen das, was Sie aussenden,

und negative Aussagen wie die obigen dirigieren Ihre Energie dahingehend, Ihren gegenwärtigen Zustand aufrechtzuerhalten. Um das Ganze leichter zu machen, stellen Sie sich vor, dass Sie in jedem Moment Ihres Lebens einen dienstbaren Geist an Ihrer Seite haben, der auf jeden Ihrer Gedanken und jedes Gefühl hört, das Sie haben. Er möchte Ihre Wünsche erfüllen und denkt, dass Sie mehr von dem wollen, worauf Sie sich fokussieren. Helfen Sie Ihrem dienstbaren Geist, indem Sie stets nur um das »bitten«, was Sie *wirklich wollen*, anstatt Ihre Aufmerksamkeit und Ihren Fokus auf das zu richten, was Sie *nicht* wollen.
Setzen Sie Ihre Energie optimal ein, indem Sie sich auf das Positive konzentrieren. Sagen Sie Sätze wie: »Mein Rücken ist flexibel und stark«, »Mein Körper fühlt sich wohl«, und »Ich fühle mich jeden Tag besser und gesünder«, selbst wenn Sie zu dem Zeitpunkt, wo Sie es sagen, nicht hundertprozentig daran glauben. Solange Sie bereit sind, die notwendige Geduld aufzubringen, werden Aussagen wie diese Ihnen helfen, Ihre Aufmerksamkeit auf den positiven Zustand zu bündeln, den Sie sich vorsagen, bis er schließlich Realität wird.
In unseren persönlichen Meditationen haben wir die Engel gefragt, wie willens jemand sein muss, um von seinen Beschwerden zu genesen. Auf einer Skala von Null bis Zehn, wobei Zehn die größte Bereitschaft anzeigt, brauchen die Betreffenden laut Aussage der Engel nur eine Eins. Selbst das geringste Zeichen von Bereitschaft ist für die Engel ausreichend, um positive Veränderungen in Ihrem Leben herbeizuführen. Was bedeutet, dass das Einzige, was Sie verlieren werden, der Schmerz ist, unabhängig von dem, was Ihr Verstand vielleicht sagt.

Verschiedene Arten von Schmerz

Generell gibt es drei verschiedene Bereiche, in denen physische Schmerzen uns zu schaffen machen können: *Muskeln*, *Nerven* und *Knochen*.

– **Muskelschmerzen** sind die am weitesten verbreiteten und am häufigsten verallgemeinerten Schmerzen. Es kann sehr schwierig sein, den genauen Bereich festzustellen, wo es am meisten wehtut. Vielleicht haben Sie einen steifen Nacken oder Rücken, doch gibt es keinen spezifischen Punkt, den Sie wirklich präzise als Auslöser für die Schmerzen bestimmen können.
Stattdessen kann ein ganzer Bereich betroffen sein, wenn sich zum Beispiel der Schmerz wie ein Band über den ganzen Rücken zieht oder sich weiter ausbreitet. Ein Schmerz tritt auf, wenn ein Muskel angespannt ist, was den Blutfluss erschwert. Und wenn der Muskel nicht mehr so gut durchblutet ist, beginnt er, Schmerzsignale auszusenden.

– **Nerven** sind verantwortlich für alle Bewegungen, die in unserem Körper ablaufen. Das Gehirn sendet Signale entlang der Nervenbahnen zu Ihren Muskeln, damit Sie sich optimal bewegen können. Gelegentlich wird ein Nerv zwischen angespannten Muskeln eingequetscht; und wenn Sie sich dann bewegen, wird er gezwickt, was einen scharfen, plötzlichen und häufig starken Schmerz verursacht – der Ihnen sogar einen Moment lang den Atem rauben kann!
Das Signal kann sich durch die gesamte Länge eines eingeklemmten Nervs ziehen. Ischias, das den Nerv in Mitleidenschaft zieht, der vom Lendenbereich bis hinunter in Ihren Fuß verläuft, ist eines der bekanntesten Beispiele dafür. Wenn Sie also entsprechende Beschwerden in Ihrem Bein haben, ist es gut möglich, dass der Nerv im unteren Rückenbereich eingeklemmt ist und nicht irgendwo in Ihrem Bein. Im Falle von Nervenschmerzen kann man den Ausgangspunkt in der Regel exakt bestimmen, und Sie können einem Arzt oder Heiler genau sagen, wo der Schmerz seinen Ursprung hat und wie er verläuft.

– **Knochenschmerzen** gehen besonders tief. Sie ändern sich nicht durch Bewegungen der Muskeln und sollten immer ernst genommen werden, da sie auf einen Bruch, eine Entzündung oder Krebs hinweisen können. Sollten Sie unter Schmerzen in den Knochen leiden, suchen Sie bitte einen qualifizierten Arzt auf.

Generelle Ursachen für Schmerz

Um Ihre Schmerzen effektiv zu heilen, ist es erforderlich, genau festzustellen, woher sie rühren. Hüten Sie sich vor Behandlungen, die lediglich eine Unterdrückung der Symptome zum Ziel haben, ohne zu den Wurzeln Ihrer Beschwerden vorzudringen. Diese Behandlungsmethoden müssen ständig wiederholt werden, weil durch sie keine wahre Heilungsarbeit stattfindet. Denken Sie stets daran, dass bei einer echten Heilung, in deren Verlauf die Ursache des Problems gelöst wird, der Schmerz Ihren Körper verlässt und nicht wiederkehren kann.

Gleichwohl kann es eine Zeit lang dauern, wahre Heilung und Wohlbefinden (wieder) zu erlangen. Fühlen Sie sich nicht auf eine bestimmte Heilmethode beschränkt; Sie können sowohl mit natürlichen als auch konventionellen Mitteln arbeiten, je nachdem wovon Sie sich angesprochen fühlen. Manche Therapeuten gehen davon aus, dass Sie für jedes Jahr, seitdem das Problem Ihnen zu schaffen gemacht hat, einen Monat brauchen, um es zu heilen. Nach dieser Theorie würde das bedeuten, dass es – wenn Sie seit fünf Jahren unter Rückenschmerzen leiden – bis zu fünf Monaten dauern kann, um die Schmerzen komplett loszuwerden. Je offener und bereitwilliger Sie sind, Ihr Leiden loszulassen, desto schneller kann es vergehen. Sie empfangen so viel Heilung, wie Sie anzunehmen bereit sind.

Nachfolgend finden Sie die am weitesten verbreiteten Ursachen für körperliche Schmerzen aller Art.

Verschleiß

Im Laufe der Zeit können Dinge einfach verschleißen. Und das gilt auch für Ihren Körper und seine Gelenke. Wenn Sie in Ihrer Jugend sehr aktiv waren oder raue Sportarten wie Fußball, Rugby, Motocross oder Skilaufen betrieben haben, kann es sein, dass Ihre Gelenke über Gebühr beansprucht wurden. Was in späteren Jahren zu Arthritis und Versteifungen führen kann. Die Einnahme von nahrhaften Ölen wie beispielsweise Leinsamenöl wird Ihnen helfen, diese Gelenke gut geschmiert zu halten.

Sie müssen sich nicht auf den negativen Aspekt einer solchen Situation fokussieren. Wenn Sie früher sportlich aktiv waren, kann man davon ausgehen, dass Sie es sehr genossen haben. Sie sollten daher Ihre Aufmerksamkeit auf die Freude richten, die Ihnen diese Aktivität gegeben hat, anstatt auf das, was die Zukunft bringt oder nicht bringt. Sie können von nun an gut auf Ihre Gesundheit achten und sich für ein langes und angenehmes Leben rüsten.

Älter werden

Altern ist ein natürlicher Prozess im Leben. Viele Menschen sagen, dass es schlicht und einfach eine Tatsache ist, dass wir mehr Schmerzen haben, wenn wir älter werden.

Wir wollen uns diesen Glaubenssatz einen Moment lang genauer anschauen. Was kommt zuerst: die Beschwerden, oder die sich selbst erfüllende Prophezeiung? Vielleicht reden und denken wir uns den Schmerz geradezu herbei. Eine wichtige Erkenntnis: Wenn Ihr Gehirn die Fähigkeit besitzt, eine Situation zu erschaffen, dann besitzt es ebenso den Schlüssel zur Beendigung dieser Situation! Wenn Ihr Verstand es erschaffen kann, kann Ihr Verstand es auch ändern. Richten Sie Ihren Fokus darauf, eine jugendliche Denkweise beizubehalten, und Ihr Körper wird sich entsprechend verhalten.

Gewicht

Ihr Körper wurde mit einem göttlichen Gleichgewicht versehen, eine empfindsame Struktur mit einem eingebauten optimalen Gewicht. Wenn Sie zusätzliche Pfunde mit sich herumschleppen, belasten Sie damit Ihre Muskeln und Gelenke, und Ihr Herz muss schwerer arbeiten, um Blut durch diesen umfangreicheren Körper zu pumpen. Im Laufe der Zeit kann es passieren, dass Ihre Wirbelsäule zusammengedrückt wird, während Ihre Muskeln an Kraft verlieren. Wenn Sie übergewichtig sind, kann selbst ein geringer Gewichtsverlust Ihre Beschwerden drastisch reduzieren. Jedes überflüssige Pfund, das Sie mit sich tragen, ist ein extra Pfund von Schmerz, mit dem Ihr Körper zurechtkommen muss.
Es gibt viele Gründe, warum ein Mensch eventuell übergewichtig ist, unter anderem Ernährungsweise, Stress oder hormonelles Ungleichgewicht:

– ***Ernährungsweise:*** Sie können Ihrem Körper wesentlich mehr schaden durch die Nahrung, die Sie konsumieren, als Sie mit Fitnesstraining wieder ausgleichen können. Vielleicht trainieren Sie über eine Stunde lang und machen anschließend die ganze gute Arbeit innerhalb von Minuten zunichte! Kalorienreiche, nährstoffarme Nahrungsmittel enthalten häufig künstliche Konservierungs- und Süßstoffe, die Ihnen nicht helfen, abzunehmen – im Gegenteil. Außerdem sollten Sie sich vor allen Speisen hüten, die mit dem Etikett »Diät« oder »zuckerfrei« angepriesen werden, da viele dieser Lebensmittel Zusätze enthalten, die mit Krebs und anderen gesundheitlichen Problemen in Verbindung gebracht werden. Wenn Sie diese Produkte von Ihrem Speiseplan streichen, werden Sie sich umgehend besser fühlen.

– ***Stress:*** Wenn Sie unter Stress stehen, wird Ihr Körper angeregt, das Hormon Cortisol freizusetzen. Dieses Hormon verstärkt Ihren Appetit und führt dazu, dass Ihr Körper Flüssigkeiten ansammelt und Sie aufschwemmt. Die wichtigste Funktion von Cortisol besteht darin, Ihrem Körper zu helfen, mit dem Stress und den Belastungen fertig zu werden, die ihm zusetzen. In kleinen Dosierungen ist dieses Hormon sehr hilfreich. Wenn Sie jedoch unter Langzeitstress stehen, haben Sie vielleicht *zu viel* Cortisol in Ihrem Körper.

– ***Hormone:*** Wenn Ihr Hormonhaushalt unausgewogen ist, kann es sein, dass Sie müde und lethargisch werden. Unter Umständen verlieren Sie die Lust an Aktivitäten, die Ihnen zuvor Freude gemacht haben. Sie wissen, was Ihnen helfen könnte, doch stattdessen zögern Sie und schieben die Möglichkeit, sich besser zu fühlen, immer wieder auf. Schwankende Hormonspiegel können dazu führen, dass Sie sich an einem Tag gut und am nächsten depressiv fühlen.
Wenn Sie den Verdacht haben, dass Ihre Hormone aus dem Gleichgewicht geraten sind, lassen Sie sich bitte von einem Spezialisten untersuchen. Sie könnten aus Versehen mehr Schaden als Gutes anrichten, wenn Sie versuchen, aufgrund einer Selbstdiagnose einen Behandlungsplan festzulegen. Holen Sie sich Hilfe von jemandem, der entsprechend ausgebildet ist und weiß, was zu tun ist.

Ernährung

Außer Ihrem Gewicht spielen ernährungsbedingte Faktoren eine entscheidende Rolle in Bezug auf Ihre Gesundheit. Manche Lebensmittel führen zu Immunreaktionen, die zu physischen Beschwerden führen können. Außerdem ist es wichtig zu wissen, dass Ihr Körper sich in einem basischen Zustand am wohlsten fühlt. Ihre Zellen arbeiten dann einwandfrei, und es gibt kaum Entzündungsherde. Manche Nahrungsmittel sind von Haus aus säurehaltiger als andere und bringen das Gleichgewicht in Ihrem Körper durcheinander. (In Kapitel 5 sprechen wir sowohl darüber, wie Sie eine basische Ernährungsweise beibehalten können, als auch über Möglichkeiten, wie Sie Ihre Ernährung insgesamt verbessern können.)

Mangel an körperlicher Bewegung

Ihr Ego wird Ihnen vielleicht sagen, dass Bewegung und Körpertraining Ihren Schmerz nur noch verschlimmert, doch die Wahrheit ist, dass mangelnde Bewegung Ihre Genesung verzögert. Regelmäßiges Trainieren hilft, angespannte Muskeln zu lockern, Ihre Gelenke zu schmieren und Ihren Stoffwechsel zu regulieren. (In Kapitel 7 werden wir verschiedene Übungen und Möglichkeiten besprechen, sie in Ihren Alltag einzubauen.) Wenn Sie die meiste Zeit des Tages sitzen, zu Hause oder bei der Arbeit, kann es passieren, dass Ihr Becken anfängt zu kippen. Indem Ihr Körper versucht, sich diesem Ausrichtungsfehler anzupassen, wird Ihr Rücken noch mehr belastet. Als Reaktion darauf werden Sie – in dem Bemühen, Ihren schmerzenden Rücken zu entlasten – vielleicht zu viel Bewegung vermeiden. Wenn Sie jedoch in der Vergangenheit regelmäßig vorsichtige Stretching-Übungen und andere sanfte Bewegungsabläufe gemacht hätten, wäre Ihr Becken in der Lage gewesen, sich von allein zu korrigieren.

Wenn Sie das Gefühl haben, dass Sie »geschrumpft« sind, kann es daran liegen, dass Ihre Wirbelsäule zusammengequetscht ist. Falls diese Degradierung auf eine Verringerung der Knochendichte zurückzuführen ist, können Sie unter Umständen nichts mehr daran ändern. Doch falls diese Veränderung erst vor Kurzem begonnen hat, haben Sie die Möglichkeit, durch regelmäßige Bewegungsübungen und Stretching Ihren Körper neu aus- und aufzurichten. Eine sanfte Form von Yoga oder ein Pilates-Kurs für Anfänger kann eine wundervoll heilende Wirkung haben. Ein starkes und stabiles physisches Zentrum wird Ihnen zu einer geraden Wirbelsäule und einem schmerzfreien Rücken verhelfen.

Mit Schmerzen leben

Heute gibt es mehr Menschen als je zuvor, die mit chronischen Schmerzen leben. Dies ist einer der vielen Gründe, warum wir uns angeleitet fühlten, dieses Buch zu schreiben. Unzählige Menschen quälen sich mit Schmerzen durch den Tag. Indem wir unser Wissen, die Botschaften der Engel und die authentischen Erlebnisse anderer Menschen in diesem Buch mit Ihnen teilen, sollten Sie erkennen, dass Sie durch das, was Sie hier lesen, heilen und ein wahrhaft schmerzfreies Leben führen können.

Nach Information des *Australian Bureau of Statistics* haben ungefähr elf Millionen Australier (die Gesamteinwohnerzahl beträgt 23,6 Mio.) in den letzten vier Wochen, bevor sie im Rahmen einer Statistik befragt wurden, Schmerzen verspürt. Und ungefähr einer von zehn Australiern gab an, unter starken oder sehr starken Schmerzen gelitten zu haben.

In ähnlicher Weise wird in einem Bericht des *Institute of Medicine* erwähnt, dass jedes Jahr mindestens 100 Millionen Amerikaner (ca. jeder Dritte) unter schweren chronischen Schmerzen leiden. Manche würden diese Zahl als vorsichtige Schätzung bezeichnen, da weder Kinder befragt noch akute Schmerzen berücksichtigt wurden. Die Kosten all dieses Leidens in Bezug auf verlorene Produktivität und Arztrechnungen belaufen sich auf ca. 560 bis 635 Milliarden Dollar im Jahr.

Jeder fünfte erwachsene Amerikaner sagt, dass Schmerzen seinen Schlafrhythmus stören. Man kann sich leicht vorstellen, wie schwierig es ist einzuschlafen, wenn Sie sich nicht wohlfühlen oder Schmerzen haben. Indem Sie dafür sorgen, dass es Ihnen besser geht, finden Sie die Ruhe und Erholung, die Sie brauchen. Auf der physischen Ebene gibt Schlaf Ihrem Körper die Zeit, sich zu reparieren und mit neuer Energie aufzuladen; ohne die notwendige Erholung ist eine hundertprozentige Heilung unmöglich. Auf der emotionalen Ebene ist Schlaf essenziell, weil Sie dann in Ihre Traumzeit gleiten, eine Dimension,

in der Sie sich mit Ihren Engeln und Ihrem Unterbewusstsein verbinden.
Warum hat es den Anschein, als gäbe es heute so viel mehr Menschen, die mit chronischen Schmerzen leben, als es früher der Fall war? Zusammen mit dem Anwachsen der Bevölkerung hat auch der Anteil an leidenden Menschen zugenommen. Vielleicht liegt das an dem zusätzlichen Druck und Stress, der mit unserer modernen Welt einhergeht. Zum Beispiel ist eine weitverbreitete Quelle der Angst die Sorge, dass im Laufe der Jahre alles immer teurer werden könnte. Unter Umständen halten wir an dem limitierenden Glaubenssatz fest, dass wir weiterhin jedes Jahr das Gleiche verdienen werden, und wie können wir daher bei den steigenden Preisen erwarten, in der Lage zu sein, unsere Lebenshaltungskosten zu decken? Wir müssen diese Art von Limitierungen aufgeben und dem Universum erlauben, für die Erfüllung unserer irdischen Bedürfnisse zu sorgen. Es ist dieser Augenblick des Loslassens, der uns in die Lage versetzt, etwas zu empfangen. Bis dahin stehen uns unsere beflissenen Hände und unser emsiger Verstand im Weg, während die Engel geduldig zuschauen, bis wir ihnen die Möglichkeit geben zu intervenieren.
Heute finden sich unzählige Menschen in extremen Stresssituationen wieder. Ständig versuchen sie, anderen zu gefallen, während von ihnen erwartet wird, unrealistische Anforderungen zu erfüllen. Diese Erwartungen beschränken sich zudem nicht nur auf die Arbeitswelt. Die Gesellschaft bombardiert uns mit Bildern, die uns zeigen, wie wir aussehen, was wir kaufen und anziehen und wie wir sein sollten. Wenn wir auf diese Verlockungen hereinfallen, erliegen wir dem Gefühl des Versagens. Niemand verdient es, sich so zu fühlen! Ermächtigen Sie sich selbst, indem Sie auf die innere Stimme Ihrer Engel hören, die sie ermutigt und Ihnen hilft, stark zu bleiben. Dieser Vorgang der inneren Erstarkung wird beginnen, sobald Sie dazu bereit sind. Am besten jetzt sofort!

Kapitel 2
Der Geist ist stärker als der Schmerz

Schmerz ist in erster Linie eine natürliche Angelegenheit und sollte als Warnzeichen angesehen werden. Wenn Sie zum Beispiel eine heiße Ofenplatte berühren, würde Ihr Körper das Gefühl von Hitze und Gefahr registrieren und die Hand sofort wegziehen. Ohne diese instinktive Reaktion könnten Sie sich selbst Schaden zufügen, ohne es zu bemerken. Problematisch wird es jedoch, wenn der »Schmerzschalter« festgeklemmt ist und sich nie mehr auszuschalten scheint. Chronische Beschwerden sind ein Zeichen für einen unglücklichen Körper. Es ist wichtig zu verstehen, dass ein schmerzfreies Leben mehr ist als ein ständiges Pillenschlucken, um Ihre Leiden zu überdecken. Jenseits dieser Illusion des Leidens existiert ein gesunder Körper, der sich wohlfühlt. Für eine tiefer gehende Heilung müssen Sie Ihre Schwingung verfeinern und Ihre Energie erhöhen, um die wahre Vision Ihres Selbst zu realisieren. Wir wollen uns erinnern, wie sich das anfühlt:

Denken Sie zurück an eine Zeit, als Sie das Gefühl hatten, dass jeder Aspekt Ihres Lebens angenehm, leicht und unbeschwert war. Vielleicht während wundervoller Ferientage, die Sie mit geliebten Menschen verbracht haben. Lassen Sie für den Moment Ihre Sorgen los und erlauben Sie Ihrem Körper, sich zu entspannen. Es gibt in diesem Moment keinerlei Stress, Wut oder Konfrontation. Fühlen Sie, wie Ihr Leben im Gleichgewicht, harmonisch und von Frieden erfüllt ist. Lassen Sie alle Erwartungen los; Sie müssen Gott nicht sagen, auf welche Weise er Sie heilen soll. Lassen Sie zu, dass die Dinge sich von allein entfalten. Vertrauen Sie darauf, dass Gott die perfekte Lebens-

reise für Sie geplant hat und dass Sie seit jeher unter seinem Schutz stehen.

Und jetzt wollen wir uns näher anschauen, auf welche Weise Schmerz ausgelöst wird und wie wir ihn mit Hilfe unseres Geistes überwinden können.

Der Schmerzverlauf

Ihr Körper empfängt Botschaften von Unwohlsein und Beschwerden, indem er auf Reaktionen in Ihrem System achtet und dann das Signal »Schmerz« zum Gehirn sendet. Zunächst werden die Nervenrezeptoren informiert, die dann einen elektrischen Impuls mit der Botschaft weitergeben. Der Impuls wandert durch die Nervenbahnen zum Rückenmark und dann hinauf ins Gehirn. Ihr Thalamus sendet die Information zu verschiedenen Bereichen Ihres Gehirns, um das Signal zu interpretieren und zu entscheiden, welcher Bereich zuerst antworten sollte. Das Resultat wird eine physische Reaktion sein, ein Gedankenprozess, oder eine emotionale Reaktion.

Das Gehirn beeinflusst die Wahrnehmung Ihres Schmerzes. Mir (Robert) rutscht das Herz in die Hose, wenn ich eine Spritze sehe. Wenn ich einen Bluttest machen lassen muss, ertrage ich es nicht zuzuschauen – Spritzen, Nadeln und Blut sind keine gute Kombination für mich. Also schaue ich jedes Mal weg, ohne Ausnahme, und meistens fühle ich beim Blutabnehmen so gut wie gar nichts. Mir ist jedoch aufgefallen, dass ich selbst nach der Blutabnahme noch dafür sorgen kann, dass mir die Injektionsstelle wehtut. Wenn ich mir das Pflaster anschaue und daran denke, was passiert ist, habe ich jedes Mal umgehend ein schmerzhaft stechendes Gefühl. Doch sobald ich woanders hinschaue, verschwindet dieses Gefühl.

Als ich über dieses faszinierende Phänomen meditierte, sagte mir meine innere Führung, dass das Gehirn Schmerzen sowohl *verursachen* als auch *beseitigen* kann. Wenn Sie Ihre Aufmerksamkeit auf etwas fokussieren, das Ihnen Freude macht, verschwindet das Gefühl des Leidens. Es verlässt Ihren Körper, Ihren Geist und Ihre Aura, weil in einer glücklichen Seele kein Platz dafür ist. Nehmen Sie zum Beispiel Kopfschmerzen; aller Wahrscheinlichkeit nach würden die Beschwerden komplett verschwinden, wenn Sie in ein tiefes Gespräch mit einem Freund versunken sind. Und falls der Freund Sie dann nach Ihren Kopfschmerzen fragt, würden Sie feststellen, dass die Schmerzen zurückkommen.

Diese Schutztheorie in Bezug auf Schmerz deutet darauf hin, dass der Geist die Fähigkeit hat, Botschaften abzuschalten, die dem Körper signalisieren, dass er verletzt ist. Prinzipiell wird das Gehirn entweder offen oder verschlossen dafür sein, Schmerzsignale zu empfangen. Denken Sie an Athleten, die erst nach dem Spiel oder Wettkampf merken, dass sie verletzt sind. Das liegt daran, dass ihre Gehirne zu sehr mit anderen Aktivitäten beschäftigt waren, um die Beschwerden wahrzunehmen.

Es gibt verschiedene Faktoren, die Ihren Schmerzverlauf beeinflussen können, unter anderem Alter, Geschlechtszugehörigkeit, kultureller Hintergrund, psychologische Gesundheit, Erziehung und Ihre *Erwartung* von Schmerz. Lassen Sie uns diesen letzten Faktor näher anschauen.

Schmerz erwarten

Schmerz hat die Fähigkeit, Ihr Leben total zu bestimmen… aber nur, wenn Sie es ihm erlauben. Denken Sie daran, dass Sie auf einer Reise sind und dass Sie jeden Tag aufs Neue die Richtung bestimmen, die Sie nehmen wollen. Daher ist es so wichtig, beim Aufwachen am Morgen Ihre Dankbarkeit für die vielen Segnungen zum Ausdruck zu bringen, die Ihnen bisher in Ihrem Leben zuteilgeworden sind. Falls Sie stattdessen jeden Morgen beim Aufwachen sofort an das denken, was Ihnen in

Ihrem Leben Schmerzen bereitet, wird das Universum Ihnen das liefern, was Sie offensichtlich erwarten.
Tief in Ihrem Inneren wissen Sie, dass Sie nicht leiden wollen. Ihr Unterbewusstsein weiß außerdem, dass alles nur noch schlimmer wird, wenn Sie Ihren Fokus darauf richten. Also denken Sie stattdessen lieber an die Liebe in Ihrem Leben und an die Dinge, die Sie glücklich machen. Es gibt ein paar einfache Techniken, die wir Ihnen empfehlen können, um Ihren Fokus zu verlagern.

– Machen Sie den Anfang, indem Sie eine Liste der Aktivitäten aufstellen, die Sie mit Freude erfüllen. Nehmen Sie Ihr Tagebuch oder ein Notizheft und schreiben Sie die vielen Dinge in Ihrem Leben auf, für die Sie dankbar sind. Ihre Stimmung wird sich sofort aufhellen, und Sie werden das Gefühl haben, dass Ihre Situation gar nicht so schlimm ist. Vergessen Sie nicht, dass Schmerz lediglich eine Illusion ist, von der das Ego Sie zu überzeugen versucht. Anstatt dem Schmerz Aufmerksamkeit zu schenken, hören Sie auf Ihre Engel, die Ihnen Möglichkeiten zeigen werden, wie Sie Ihre wahre Gesundheit (wieder)erlangen können.

– Für die zweite Methode brauchen Sie eine eigens dafür vorgesehene Schachtel. Am Ende jedes Tages nehmen Sie ein kleines Stück Papier und schreiben einen Segen auf, der Ihnen diesen Tag verschönert hat. Beschreiben Sie, was es war, dass Ihnen so gutgetan hat: liebevolle Interaktionen mit anderen und die großen oder kleinen Wunder, die Ihnen heute begegnet sind. Dann legen Sie den Zettel in die Schachtel. Wann immer Sie sich niedergeschlagen fühlen oder Schmerzen haben, können Sie eine dieser Notizen nehmen und lesen. Sie wird Sie daran erinnern, dass alles Leiden temporär ist und jederzeit die Gelegenheit besteht, inneren Frieden und Wohlbefinden wiederzufinden.

Nur weil ein Glaubenssatz irgendwann in der Vergangenheit Gültigkeit für Sie besaß, bedeutet dies nicht, dass es jetzt genauso ist. Während bestimmte Aktivitäten Ihnen damals Beschwerden verursacht haben, bringt das Festhalten an diesen Erinnerungen Ihren Körper dazu, jedes Mal, wenn erneut eine solche Situation auftaucht, Schmerz zu erwarten. Daher ist es so wichtig, sich auch an die Freude zu erinnern, die diese Ereignisse Ihnen gebracht haben.
Zum Beispiel erinnert Sie die Vorstellung einer langen Autofahrt vielleicht daran, wie eingeengt und unwohl Sie sich gefühlt haben – doch können Sie sich auch noch erinnern, was Sie getan haben, als Sie endlich angekommen sind? Sind Sie in eine weit entfernte Stadt gefahren und haben Sie sich mit angenehmen Dingen beschäftigt, die Ihnen auch jetzt noch ein Lächeln entlocken? Wenn Sie sich mit der positiven anstatt der negativen Energie verbinden, werden Sie merken, dass sich Ihre Einstellung zu langen Autofahrten verändert.
Sie können diese Methode für jede Aktivität benutzen. Nur weil Sie an diesem Tag mit Schmerzen aufgewacht sind, muss das morgen nicht genauso sein. Erlauben Sie Ihrem Ego nicht, Sie mit List so weit zu bringen, das Gegenteil zu glauben: Drücken Sie die Delete-Taste für alle diese überholten Assoziationen. Wir behalten die Liebe und die Freude, aber den Schmerz löschen wir.
Ihre Gedanken sind wie Boote, die den Strom hinabschwimmen. Sie nehmen Fahrt auf mit dem jeweiligen Impuls. Wenn Sie am Morgen aufwachen und erwarten, sich unwohl zu fühlen, haben Sie die Möglichkeit, das Fließen Ihres Gedankenstroms neu auszurichten und sich stattdessen auf Frieden und Leichtigkeit zu fokussieren. Falls Sie Ihre Gedanken jedoch weiterhin auf den Schmerz fokussieren, ist es so, als würden Sie versuchen, den Lauf eines Flusses zu verändern, während er den Berg hinabdonnert. Es ist wesentlich leichter, die Veränderung gleich zu Beginn vorzunehmen, und nicht erst dann,

wenn die negativen Gedanken so richtig in Gang gekommen sind.
Richten Sie Ihren Geist neu aus und fokussieren Sie sich auf das Positive: Morgen werden Sie total entspannt und erholt aufwachen. Die lange Autofahrt in die Stadt wird ein Vergnügen und komplett schmerzfrei sein. Erwarten Sie immer das Beste … und es wird passieren!

Nicht vergessen: Dinge tun, die Freude machen!

Wenn das Leben hektisch wird, kann es schnell passieren, dass Sie Ihre Hobbys und andere Interessen vergessen – aber genau dann benötigen Sie diese Dinge am meisten! Wenn Sie Ihre persönlichen Leidenschaften nicht pflegen, fangen Sie bald an, sich leer und erschöpft zu fühlen. Alle Freude verschwindet aus Ihrem Leben, Ihr Licht ist getrübt, und es dauert nicht lange, bis Schmerzen die Folge sind.
Sie müssen sich in Erinnerung rufen, dass Sie ein herrliches Geschöpf der manifestierten Liebe Gottes sind. Wenn Sie Ihrem göttlichen Licht erlauben zu strahlen, lassen Sie damit andere wissen, dass es Hoffnung gibt. Sie können andere Menschen inspirieren, gemeinsam mit Ihnen einen glücklichen, heilenden Weg zu gehen. Tatsächlich bitten die Engel Sie jetzt, in diesem Moment, Ihr Licht leuchten zu lassen; es ist von entscheidender Bedeutung für Ihr Wohlbefinden! Wenn Sie sich einfach die Zeit nehmen, das Leben zu genießen, reagiert Ihr Körper mit Gesundheit, und Sie fühlen sich leichter und glücklicher.
Selbst wenn Sie ungeheuer viel zu tun haben, tragen Sie in Ihrem Terminkalender Zeit für Ihre Hobbys und andere Dinge ein, die Ihnen Spaß machen. Niemand möchte in einer Realität leben, in der er jede freie Minute arbeiten muss. Sicher, Ihre Arbeit kann erfüllend sein und Ihnen Freude machen, doch darüber hinaus hilft sie Ihnen, über die Mittel zu verfügen, die Sie brauchen, um Ihren Hobbys und anderen Vergnügungen

zu frönen. Doch viele Menschen haben diesen positiven Aspekt der Arbeit völlig vergessen. Sie verdienen zwar das nötige Geld, vergessen aber, es für ihr Wohlbefinden und ihre Aktivitäten auszugeben, die ihnen Freude machen.

Extrem erfolgreiche Menschen halten sich dieses Prinzip stets vor Augen. Sie genießen, was sie tun, und erfreuen sich an den schönen Dingen und Momenten, die das Leben bereithält. Sie finden aufregende Möglichkeiten, ihre Verpflichtungen zu erfüllen und ihre Energie und Motivation hochzuhalten.

Wenn Sie sich nicht selbst belohnen, entwickeln Sie mit der Zeit eine ablehnende Haltung gegenüber Ihrer Arbeit, was ein weiteres Hindernis auf dem Weg zu Ihrer Heilung sein kann. Wenn Ihr Job Ihnen keine Freude bringt, dann ändern Sie das. Fangen Sie an, mittels Affirmationen eine Realität zu erschaffen, die Ihnen Freude *machen wird*. Affirmationen sind positive Aussagen in der Gegenwartsform, die Sie kontinuierlich wiederholen, um ein erwünschtes Resultat zu manifestieren.

Um Ihre Wünsche und Träume zu affirmieren, versuchen Sie es mit diesen Formulierungen:

- »Mein Leben erfüllt mich in jeder Beziehung.«
- »Jeder Augenblick bringt mir größere Freude.«
- »Ich bin offen dafür, alles Gute zu empfangen; das erlaubt mir, anderen freiwillig mehr zu geben.«
- »Mein Beruf ist zutiefst erfüllend und bereichernd.«
- »Jeder Tag ist eine neue Gelegenheit, Liebe zu erfahren.«

Das Wiederholen von Affirmationen im Laufe Ihrer täglichen Aktivitäten wird Ihnen helfen, Ihren Fokus erneut auf Ihre Ziele zu richten. Zunächst mag es sich anfühlen, als würden Sie sich selbst belügen. Ihr Ego lehnt sich gegen diese erhebenden Worte auf und zieht die negativen Gedanken vor, die ihm vertraut sind. Doch durch die kontinuierliche Wiederholung beginnt Ihr Unterbewusstsein, Ihre Affirmationen zu glauben; dann sind Sie in der Lage, aktiv zu werden, um die Aussagen *wahr zu machen*.

Wenn Sie den Großteil Ihrer Zeit mit Ihrer Arbeit verbringen, sollten Sie diese Arbeit nach Möglichkeit genießen. Wenn Sie das, was Sie tun, lieben, haben Sie nicht länger das Gefühl, als ob Sie arbeiten. Stattdessen werden Sie bezahlt, um zu spielen und Spaß zu haben. Diese Herangehensweise bietet Ihnen die Perspektive, die Sie auf Ihrem Weg zu Wohlbefinden und Freude brauchen.

Meditation zur Erleichterung Ihrer Schmerzen

Da Ihr Gehirn die Macht hat, Empfindungen wie zum Beispiel Schmerz Realität werden zu lassen, kann es sie ebenso dauerhaft beseitigen. Benutzen Sie diese Tatsache zu Ihrem Vorteil, indem Sie Ihren Geist durch Meditation oder geführte Fantasiereisen trainieren. Ihre Aufmerksamkeit von dem Schmerz abzulenken, wird Ihnen die größte Freude überhaupt bringen. Nachfolgend finden Sie einige unserer Lieblingsmeditationen und geführten Fantasiereisen, die Sie vielleicht ausprobieren möchten.

Therapeutisches Meer

Visualisieren Sie, wie Sie bei Sonnenaufgang oder Sonnenuntergang einen wunderschönen Strand entlanggehen. Stellen Sie sich vor, dass die Temperatur perfekt ist. Es weht ein leichter Wind vom Meer, und Ihre Füße genießen die sanfte Liebkosung von Sand und Wasser. Fühlen Sie, wie das Meer Ihnen alle Sorgen nimmt und fortwäscht. Sie müssen nicht an diesen alten Emotionen festhalten, da sie weder Ihnen noch irgendjemand anderem guttun. Nehmen Sie sich die Zeit, tief ein- und auszuatmen und dieses magische Erlebnis mit allen Sinnen zu genießen.

Heilender Regenwald

Stellen Sie sich vor, Sie sitzen mitten im Regenwald. Nehmen Sie sich die Zeit, auf die vielen Schattierungen von Grün zu achten, das Sie umgibt. Grün ist die Farbe der Heilung, die Sie in Ihren Körper einladen. Wahrscheinlich werden Sie ein leises Kribbeln fühlen, während die smaragdgrüne Energie Ihr ganzes Wesen durchströmt.

Erzengel Raphael ist bei Ihnen in diesem heilenden Regenwald. Er wird alle Hindernisse klären, die Ihrem Frieden und Wohlbefinden im Weg stehen. Lauschen Sie auf die Geräusche der Natur, wie das Knarzen der Bäume, den Gesang der Vögel und das süße Lied der Heiterkeit.

Aus höherer Sicht

Stellen Sie sich vor, Sie sind auf dem Gipfel eines Berges. Von hier aus sind Sie in der Lage, neue Perspektiven zu gewinnen. Setzen Sie sich auf einen violetten Teppich und betrachten Sie die Schönheit, die sich unter Ihnen erstreckt. Machen Sie sich bewusst, dass Sie, sobald Sie sich erheben, die Entscheidung treffen werden, wohin Sie gehen möchten. Wollen Sie zu dem Zustand zurückkehren, in dem Sie sich vorher befanden – oder möchten Sie Gesundheit, Wohlbefinden und Liebe in Ihr Leben bringen?

Vielleicht werden Sie eine starke Präsenz in Ihrer Nähe fühlen. Es ist Erzengel Michael, der hier ist, um Ihnen zu helfen, alle Ängste und negativen Energien aus Ihrem Leben zu verbannen. Er wird über Sie wachen und Sie vor jeglichem Harm schützen. Er versteht, dass Sie in der Vergangenheit Schwierigkeiten hatten, und möchte Ihnen den Weg zu Ihrer wahren Heilung zeigen. Wahre Erleichterung und Heilung kann nur aus Ihrem eigenen Inneren kommen. Es ist nicht etwas, das andere Ihnen geben können; wahre Heilung ist etwas, das seit dem Moment, als Sie geboren wurden, in Ihrer Seele leuchtet.

Ihr wahrer Zustand gottgegebener Gesundheit strahlt bereits hell. Bitten Sie Gott und die Engel, die Dunkelheit zu beseitigen, damit Ihr Licht endlich wieder sichtbar wird. Indem Sie darum bitten, werden andere durch Ihr Beispiel inspiriert und gesellen sich zu Ihnen auf dem Weg der Freude. Das ist die Magie des Heilens mit den Engeln; sie konzentrieren sich nicht nur auf Ihre persönlichen Bedürfnisse, sondern senden ihre Energie hinaus in die Welt, um wundersame Erfahrungen für Sie bereitzuhalten, wo immer Sie hingehen. Sie sind ein leuchtendes Beispiel der Liebe Gottes. Sie verdienen absolute Gesundheit und hundertprozentiges Wohlbefinden. Verweilen Sie eine Zeit lang in dieser Meditation, um optimale Heilung zu erlangen.

Wenn Sie in einem dieser meditativen Zustände sind, können Sie Ihre Engel immer um zusätzliche Informationen und Hilfe bitten. Formulieren Sie im Geist einfach den Satz: *»Engel, was gibt es in diesem Moment noch, das ich wissen sollte? Welche Veränderungen sollte ich Eurer Meinung nach vornehmen?«* Dann achten Sie mit jeder Zelle Ihres Körpers auf jegliche Gedanken, Gefühle, Visionen oder Geräusche, die Sie wahrnehmen. Bitte machen Sie sich außerdem bewusst, dass es so etwas wie Zufall nicht gibt; alles ist perfekt arrangiert, damit Sie es auf Ihrem Weg bemerken. Anstatt etwas abzulehnen, schauen Sie noch mal genauer hin – vielleicht werden Sie es dann als Antwort auf Ihre Gebete erkennen.
Zum Beispiel erhielt ich (Doreen) einen Brief von Paula Kucner Taipa aus Polen. Sie schrieb, dass sie sich immer mit Vergnügen meine wöchentliche Sendung auf HayHouse Radio anhörte. Eines Tages hatte Paula furchtbare Kopf- und Zahnschmerzen. Im Laufe der Sendung in jener Woche führte ich die Hörer durch eine heilende Meditation mit den Engeln. Paula fühlte, wie der Schmerz aus ihrem Körper genommen wurde – er verschwand vollständig! Dankbar übergab sie die Situation Gott und freute sich über den Segen der Meditation. Und Sie können es ebenso!

Kapitel 3
Was es mit Stress und Entzündungen auf sich hat

Es ist leicht, dem Schmerz zu erlauben, die Hauptrolle in Ihrem Leben zu spielen. Vielleicht denken Sie, dass der Stress, dem Sie ausgesetzt sind, ein Nebenproblem ist; unter Umständen machen Sie sogar Ihre physischen Beschwerden dafür verantwortlich, die emotionale Belastung überhaupt erst verursacht zu haben. Wenn dies auch teilweise zutreffen kann, ist es wichtig, die Auswirkungen zu erkennen, die Ihre Emotionen auf Ihren wundervollen Körper haben können.

Stress ist eine der größten Hindernisse, wenn es um Ihr Wohlbefinden geht. Wenn Sie weiterhin auf die Stimme der Angst hören, sind Sie bald in einem Kreislauf des Schmerzes gefangen. Sobald Sie jedoch erkennen, dass Angst und ständige Sorgen nichts Gutes bringen, können Sie Ihre Befürchtungen loslassen. Wenn Sie eine vielseitige Herangehensweise zur Erlangung Ihres Wohlbefindens wählen, wird es Ihnen eher gelingen, bessere und nachhaltige Resultate zu erzielen.

Erlauben Sie Ihren Engeln, Ihnen dabei zu helfen; entscheiden Sie sich, für eine bessere Situation zu beten, anstatt sich weiterhin unproduktivem Stress auszusetzen. Die Engel werden Ihnen auf Ihrem Weg zur Heilung helfen, wenn Sie dem Himmel die Türen öffnen, damit er Ihnen Ihre Last abnehmen kann. Doch bis Sie die Erlaubnis dazu geben, werden Sie den Weg ohne himmlische Hilfe gehen müssen. Natürlich sind Gott und die Engel immer bei Ihnen, doch können sie nicht die Entscheidungen Ihres freien Willens untergraben.

Halten Sie sich diese spirituelle Wahrheit immer vor Augen, und Ihnen wird klar, dass Stress etwas ist, dem wir uns nach Möglichkeit nicht aussetzen sollten. Die Engel sagen uns, dass die Energie, die wir in Stress investieren, nichts Gutes bringt, sondern nur noch mehr Belastungen schafft. Stress blockiert Ihre spirituelle Kommunikation und gaukelt Ihnen vor, Zeit zu vergeuden, die Sie sinnvoller nutzen könnten. Treffen Sie die Entscheidung, Stress durch die segensreiche Energie von Freude, Frieden und Heilung zu ersetzen.

Die Engel möchten, dass Sie an Aktivitäten denken, die Sie lieben. Stellen Sie sich selbst die Frage: *Wann habe ich das letzte Mal eines dieser Dinge getan?* Falls es länger als eine Woche her ist, sollten Sie Ihre Prioritäten neu ordnen, um dafür zu sorgen, dass Sie stress- und schmerzfrei sind. Nehmen Sie sich jede Woche die Zeit, Dinge zu tun, die Ihnen Freude machen. Vereinbaren Sie ein Rendezvous mit sich selbst und versprechen Sie sich, nur das zu tun, was Sie lieben. Lassen Sie Geldsorgen nicht als Ausrede gelten; und Sie brauchen auch keine regelmäßigen Wellness-Termine oder kostspieligen Massagen. Es gibt viele einfache Aktivitäten, die Sie stattdessen genießen können. Sie können zum Beispiel ein entspannendes Bad zu Hause nehmen; etwas Schönes lesen; oder in der freien Natur spazieren gehen. Was immer es sein mag, das Ihnen Freude bringt – tun Sie es!

Die Engel werden Ihre Bedürfnisse erfüllen, damit Sie alles haben, was Sie brauchen, um glücklich zu sein. Wenn regelmäßige Massagen Ihnen Frieden bringen würden, dann bitten Sie darum. Sie müssen sich deswegen nicht schuldig fühlen oder denken, dass Sie Gottes Zeit vergeuden. Der Himmel weiß, um wie viel wahrscheinlicher es ist, dass Sie auf Ihre innere Führung hören, Ihre Aufgabe erfüllen und sowohl Ihr eigenes als auch das Leben anderer positiv verändern, je wohler und glücklicher Sie sich fühlen. Die Engel möchten einfach nur, dass Sie glücklich sind, also empfinden Sie es nicht als unverschämt, wenn Sie um diese Dinge bitten. Sie wissen, dass es nicht die materiellen Objekte sind, die Ihnen am Herzen liegen, sondern die Freude, die Sie Ihnen bereiten. Jede Aktivität, bei der Sie sich erfüllt und geliebt fühlen, war den Einsatz der Engel wert.

Um diesen Punkt noch deutlicher zu machen, denken Sie an die Sicherheitshinweise im Flugzeug. Vor jedem Flug erinnern die Flugbegleiter Sie daran, sich im Notfall die Sauerstoffmaske zuerst selbst aufzusetzen, bevor Sie anderen helfen können. Der Grund dafür ist, dass *Sie* Luft brauchen, um zu atmen; Sie müssen Ihre eigenen Bedürfnisse zuerst erfüllen, bevor Sie irgendjemand anderem zu Diensten sein können. Wenn Sie dieses wichtige Prinzip der Selbstfürsorge ignorieren, werden Sie wahrscheinlich in dem oben genannten Notfall das Bewusstsein verlieren und nicht in der Lage sein, irgendjemandem zu helfen – einschließlich sich selbst!

Die Engel weisen uns darauf hin, dass unser alltägliches Leben den gleichen Regeln folgt. Sie müssen sich die Zeit nehmen, Ihre inneren Bedürfnisse zu erfüllen, bevor Sie sich den Problemen anderer Menschen zuwenden können. Vergessen Sie nicht, auf sich selbst zu achten und zu erkennen, woher der Stress kommt, den Sie fühlen. Ist er auf eine Situation in Ihrem eigenen Leben zurückzuführen, oder ist ein anderer Mensch der Auslöser? Wenn der Stress eine Folge der Energie anderer Menschen ist, lässt er sich schnell klären, indem Sie Erzengel Michael um Hilfe bitten und sich regelmäßig abschirmen. Zu diesem Zweck stellen Sie sich eine Energie-Barriere vor, die Sie vollständig umgibt und vor der Negativität anderer Menschen und äußeren Einflüssen schützt. Sie können Ihren Schutzschild jederzeit aktivieren, wann immer Sie es für nötig erachten. (In Kapitel 11 finden Sie weitere Informationen bezüglich Abschirmung.) Wenn Sie glauben, dass Sie selbst den Stress verursacht haben, beten Sie um Führung. Bitten Sie Gott und Ihre Schutzengel, Ihnen neue Möglichkeiten zu zeigen, wie Sie mit der Belastung umgehen können.

Chronischer Stress und seine physischen Auswirkungen

Wenn wir nur ein paar Jahrzehnte zurückblicken, sehen wir, dass die moderne Medizin Stress damals nicht als Gesundheitsproblem erachtete. Heute wird Stress allgemein als die Ursache für eine Vielzahl von Erkrankungen anerkannt. Lange anhaltender Stress erhöht den Cortisol-Spiegel in Ihrem Körper und fördert die Entwicklung und den Verlauf vieler Krankheiten. Er löst eine Vielzahl an negativen körperlichen Reaktionen aus und gibt Ihnen das Gefühl, erschöpft und mit den Nerven völlig am Ende zu sein.

Als bildliches Beispiel stellen Sie sich ein Elektrokabel vor. Und jetzt visualisieren Sie, was passiert, wenn Sie die Beschichtung entfernen und die Drähte auseinanderziehen würden. So ähnlich ist das, was Stress mit Ihrem Nervensystem macht. Er zerfranst alles, damit die Botschaften Ihres Körpers schwerer zu erkennen und zu verarbeiten sind. Sie brauchen länger, um sich Veränderungen anzupassen, und Ihre natürlichen Heilungsmöglichkeiten sind blockiert.

Es ist wichtig, dafür zu sorgen, dass Sie ein Ventil haben, um jegliche mentale oder emotionale Anspannung loszulassen. Die Engel sagen, dass wir – vergleichbar einem Schrank – eine begrenzte Anzahl von »Schubladen« haben, und es kann sein, dass in diesem Moment einige Ihrer Schubladen mit Stress-Energie und alten Emotionen vollgestopft sind. Selbst wenn Sie versuchen würden, neue Liebe, Heilung oder positive Energie in Ihr Leben zu bringen, gäbe es keinen Platz dafür. Daher ist es so notwendig, zumindest einen Teil des Gerümpels aus diesen Schubladen zu entfernen – indem Sie dem Neuen Platz machen, schaffen Sie die Voraussetzung für die Heilung.

Zu den gesunden Möglichkeiten, Stress loszulassen, gehören unter anderem Meditation, Tai Chi und Beten. Auch Fitnesstraining ist eine wundervolle Erleichterung, weil es Ihren Körper dazu bringt, einen Strom von Endorphinen zu produzieren,

Ihrem Wohlfühl-Hormon. Versuchen Sie, Zeit draußen zu verbringen oder den Sonnenschein zu genießen. Während die goldenen Strahlen Ihre Haut liebkosen, seien Sie bereit, alles loszulassen, was Ihnen nicht länger dient. Erlauben Sie der Wärme der himmlischen Sonnenkraft, Ihr Herz, Ihren Geist und Ihre Seele zu reinigen und mit neuer Kraft zu erfüllen.
Briefeschreiben ist eine andere angenehme Möglichkeit, Ihre Emotionen loszulassen. Setzen Sie sich einfach an Ihren Computer und schreiben Sie einen Brief, der Ihre Gefühle zum Ausdruck bringt – dann schließen Sie das Programm, ohne Ihr Dokument zu sichern. Niemand muss Ihre Gedanken lesen, doch ist es essenziell, sie aus Ihrem Energiefeld zu entfernen. Sobald diese alten Dinge erst einmal geklärt sind, entsteht Raum für heilende Energie und Liebe.

Welche Rolle spielen Entzündungen?

Psychologischer Stress erhöht Ihren Cortisol-Spiegel und führt zu chronischen Entzündungen in Ihrem Körper. Es ist wichtig festzustellen, dass Entzündungen der wichtigste Helfer und gleichzeitig auch das größte Hindernis für die Heilung sein können. Entzündungen sind ein Signal für den Körper, in dem entsprechenden Bereich mit der Reparaturarbeit zu beginnen. Hilfreiche Zellen werden dorthin geschickt, um die Heilung zu unterstützen. Sie sorgen dafür, schädliche Eindringlinge fernzuhalten, wie zum Beispiel Bakterien und Viren; zudem schützen sie den Bereich vor weiterem Schaden. Wenn eine Entzündung jedoch zu einem anhaltenden Zustand wird, fördert sie Entwicklung und Verlauf vieler Krankheiten.
Chronische Entzündungen weisen häufig keine charakteristischen Symptome auf, die Sie mit bloßem Auge sehen können, wie beispielsweise eine Rötung. Flüssigkeitsansammlungen und Schwellungen, können jedoch dafür sorgen, dass eine Entzündung nicht abklingt. Dieser zusätzliche Druck kann

weitere Schmerzen verursachen und den Körper davon abhalten, zu heilen. Lange währende Entzündungen führen darüber hinaus zur Produktion von schädlichen freien Radikalen, die Ihre Zellen vorzeitig altern lassen und zu einer Unzahl von Gesundheitsproblemen beitragen, unter anderem Herzerkrankungen und Krebs.

Es gibt bestimmte Fälle, in denen Ihr Immunsystem irrtümlich entzündliche Reaktionen auslöst. Zu solchen Erkrankungen zählt zum Beispiel Asthma, bei dem sich Ihre Atemwege verengen, was die Atmung beeinträchtigt. Hoher Blutdruck kann durch eine Entzündung der Nieren verursacht werden. Unterleibskrämpfe und Durchfall können die Folge eines entzündeten Darms sein. Falls Sie eine dieser Beschwerden bei sich beobachten, reduzieren Sie Ihren Stresslevel, was zu einer generell verminderten Entzündungsbereitschaft in Ihrem Körper führen wird und eine neue Entzündung erschwert.

Viele Menschen glauben, dass sie viel sitzen, liegen oder ruhen müssen, um gesund zu werden – in Wahrheit jedoch verstärkt das die Entzündung. Sie wird so lange bestehen bleiben, bis Sie die Ursachen klären, die zu der Entzündung geführt haben. Das ist der Grund, warum es so wichtig ist, regelmäßiges körperliches Training in Ihren Tagesplan einzubauen. Fangen Sie mit leichtem Gehen an. Dann, während Sie allmählich fitter werden, können Sie auch mit einem anstrengenderen Training beginnen. In Kapitel 7 finden Sie weitere Vorschläge, wie Sie Ihre körperliche Fitness steigern können.

Eine wichtige Möglichkeit, chronische Entzündungen zu reduzieren, besteht darin, genug Omega-3-Öle aufzunehmen. Zum Beispiel Leinsamenöl, das Ihnen hilft, Ihre Gelenke optimal zu schmieren und Ihre Muskeln zu entspannen. Wir sprechen im nächsten Kapitel mehr über Leinsamenöl, zusammen mit anderen Nahrungsergänzungsmitteln und Kräutern, die für ihre schmerzlindernden Eigenschaften bekannt sind.

Teil II

Natürliche Methoden zur Schmerzheilung

Kapitel 4
Schmerzlindernde Heilkräuter und Nahrungsergänzungsmittel

Kräuterheilmittel sind eine wundervolle Methode, sich mit der Energie der Erde zu verbinden, und Ihr Körper reagiert besonders prächtig auf diese Mittel. Widerstand gibt es hier nicht, und auch keine schwerwiegende Manipulation Ihres empfindsamen Systems. Stattdessen unterstützen die Kräuter Ihren Körper, um einen Zustand des Wohlbefindens zu schaffen.

Interessant ist, dass viele pharmazeutische Medikamente auf Pflanzen basieren oder schlicht modifizierte Verbindungen aus verschiedenen Pflanzenteilen sind. Vielleicht fragen Sie sich: »Warum benutzen wir nicht einfach die natürliche Version, anstatt den Versuch zu machen, das zu kopieren, was Gott perfekt erschaffen hat?« Nun, die wenig überraschende Antwort lautet, dass man damit keinen Profit machen kann – Sie können nicht etwas patentieren, was in der Natur existiert. Pharmaunternehmen »erschaffen« diese pflanzlichen Bestandteile im Labor neu in der Hoffnung, dass der Körper auf die künstlich hergestellte Zusammensetzung genauso reagiert wie auf die natürliche Substanz. Zudem geht die Tendenz dahin, einen bestimmten chemischen Bestandteil zu isolieren und den Fokus allein darauf zu richten. Natürliche Heilmittel hingegen respektieren das wundervolle Zusammenspiel pflanzenbasierter Bestandteile, die harmonisch zusammenwirken, um eine heilende Wirkung hervorzurufen.

Wir glauben jedoch, dass sowohl die moderne Medizin als auch traditionelle Therapien ihren Platz haben. Wenn wir, was Gott verhüten möge, einen Beinbruch erleiden oder uns die Schulter ausrenken, würden wir sicher eine pharmazeutische Behandlung als kluge Option in Betracht ziehen. Gleichwohl fühlen

wir, dass spirituelle und natürliche Heilmittel beim Umgang mit chronischen Schmerzen, egal ob konstant oder immer wiederkehrend, am segensreichsten sind.
Ohne Frage erfüllen Schmerzmittel einen Zweck und können in akuten, ernsten Situationen helfen. Doch viele Menschen werden abhängig von diesen Medikamenten und erleben eine ganze Reihe schlimmer Nebenwirkungen. Magen- und Darmprobleme sind weitverbreitet; und wenn Sie besonders sensitiv sind, dann werden starke, chemisch hergestellte Medikamente Ihnen nur noch größeres Elend bescheren. Richten Sie Ihren Fokus stattdessen lieber auf natürliche Alternativen, die Ihr Körper leicht absorbieren und optimal nutzen kann. (Im Anhang finden Sie natürliche »Rezepte«, um Schmerzen in bestimmten Bereichen des Körpers zu lindern.)

Das Risiko bei der Behandlung mit Pharmazeutika

Eine der erschreckendsten und unglücklicherweise viel zu häufig eintretenden Resultate bei der Anwendung von pharmazeutisch hergestellten Arzneimitteln ist Überdosierung. Statistiken des Centers for Disease Control (CDC) in den USA zeigen, dass 2009 ca. 475 000 Menschen in die Notfallaufnahme eingeliefert wurden, weil sie Schmerzmittel falsch oder in zu hoher Dosis eingenommen hatten. Im Jahre 2008 starben mehr als 30 000 Personen nach einer Überdosierung von arzneipflichtigen Medikamenten, wobei in 14 800 dieser Fälle Schmerzmittel eine Rolle spielten – mehr als die Zahl der Todesfälle durch Heroin und Kokain *zusammen*! Seit 1990 hat sich die Zahl der Todesfälle durch Medikamente mehr als verdreifacht; im gleichen Zeitraum hat die Zahl an Rezepten für Schmerzmittel um 300 Prozent zugenommen. Ich (Doreen) habe eine liebe Freundin verloren, die mit 55 Jahren an einem Herzinfarkt gestorben ist, hervorgerufen durch die Einnahme zu vieler ärztlich verschriebener Schmerztabletten.

Wenn jemand ein Schmerzmittel nimmt, machen sich die chemischen Stoffe an Rezeptoren im Gehirn fest, was dazu führt, dass die Schmerzen vergehen. Oft erleben die Betroffenen auch einen leicht euphorischen Zustand, und nicht selten kommt es vor, dass sie von diesem angenehmen Gefühl abhängig werden. Der irrationale Verstand wird verführt, immer mehr Pillen zu nehmen, um einen noch intensiveren ekstatischen Zustand zu erreichen.
Es ist wichtig zu wissen, dass Schmerzmittel zuweilen wie ein Beruhigungsmittel wirken können. Wenn man »genug« davon nimmt, kann es sein, dass sich die Atmung so sehr verlangsamt, dass es zu einem Atemstillstand kommt. Dies ist eine gefährliche Praktik bei Suchtabhängigen, die versuchen, ein Gleichgewicht zu schaffen zwischen einer Dosis, die hoch genug ist, um Entzugssymptome zu beseitigen und ihnen die Euphorie gibt, nach der sie verlangen, aber gleichzeitig gering genug, um ihr Leben nicht zu gefährden. Die schiere Zahl der Todesfälle, die jedes Jahr zu verzeichnen sind, ist ein klares Zeichen, dass diese Praktik extrem riskant ist und nicht über einen längeren Zeitraum beibehalten werden kann.
Erschreckend viele Menschen benutzen Schmerzmittel als Droge zur Entspannung. Im Jahre 2010 berichtete das CDC, dass mehr als 12 Millionen Amerikaner Schmerzmittel wegen des Gefühls genommen haben, das sie nach der Einnahme hatten, und nicht für die Behandlung ihrer Symptome. Dies ist ein Beweis für die hohe Suchtgefahr und das Risiko, dass diese Medikamente für sensitive Menschen darstellen. Wenn Sie dieses Buch lesen, sind Sie mit großer Wahrscheinlichkeit ein Mensch mit hoher Sensitivität. Sie suchen Antworten auf Fragen, die den meisten anderen noch gar nicht in den Sinn gekommen sind. Wir sind nicht hier, um die moderne Medizin zu verurteilen oder Sie davon abzubringen. Vielmehr möchten wir Ihnen die Fakten bewusst machen. Einem informierten Menschen fällt es leichter, eine kluge Entscheidung für seine Gesundheit und Zukunft zu treffen.

Kräuterheilmittel

Als eine Alternative zu verschreibungspflichtigen Schmerzmitteln gibt es Kräuterheilmittel, je nach Bedarf in Form von Tabletten, Kapseln, Tinkturen oder Extrakten. So lange die Qualität des Heilkrauts dieselbe ist, dürfte die Form, in der Sie das Mittel nehmen, keine Rolle spielen. Allerdings muss Ihr Körper bei Mitteln in flüssiger Form weniger arbeiten, weil die Kräuter bereits aufgeschlossen sind und sofort absorbiert werden können. Tabletten hingegen müssen erst einmal verdaut werden, bevor die kostbare Medizin von Ihrem Körper benutzt werden kann.

Beim Kauf von Kräuterheilmitteln wählen Sie nach Möglichkeit biologisch angebaute oder biodynamische Produkte. Was in der Regel bedeutet, dass die Pflanzen in der freien Natur gewachsen sind, ohne Chemikalien und Pestizide und mit Anbaumethoden, die der Umwelt nicht schaden. Wild gewachsene Heilkräuter, die in ihrer natürlichen Umgebung geerntet wurden, sind zudem besonders wirksam. Und schließlich gibt es noch konventionell oder industriell angebaute Kräuter, die mit starken Düngemitteln, Chemikalien und Pestiziden behandelt wurden. Vergessen Sie nicht, dass Sie bei Einnahme dieser Mittel unter Umständen Ihrem Körper auch diese schädlichen Toxine zuführen.

Nicht jede Firma informiert auf den Etiketten ihrer Produkte, wie ihre Kräuter angebaut werden, doch es steht Ihnen jederzeit frei, um diese Information zu bitten. Seien Sie nicht gleichgültig gegenüber dem, was Sie Ihrem Körper zumuten. Schaffen Sie selbst die optimale Voraussetzung für eine Genesung, indem Sie keine Toxine und Produkte von minderwertiger Qualität zu sich nehmen. Falls Sie aus irgendeinem Grund negativ auf Alkohol reagieren, prüfen Sie genau, ob Ihre flüssigen Kräuter mit Alkohol angesetzt sind. Es gibt jede Menge Kräuterheilmittel in alkoholfreien Zubereitungen.

Heilungsgebete mit Kräutern

Bevor Sie Ihr Kräuterheilmittel nehmen, zollen Sie der Pflanze Ihren Respekt für den Dienst, den sie Ihnen erweist. Nehmen Sie sich ein paar Minuten Zeit, um Ihre Medizin mit Liebe und Dankbarkeit zu erfüllen. Das wird ihre Schwingung erhöhen und ihre Wirkung verstärken.

Dazu nehmen Sie entweder das Heilkraut in die Hand oder halten Ihre Hände leicht darüber. Verbinden Sie sich mit seiner Energie, indem Sie tief ein- und ausatmen. Während Sie sich durch dieses bewusste Atmen entspannen, dehnt sich Ihre Aura aus. Lassen Sie Ihre Energie mit der des Heilkrauts verschmelzen. Sie werden einen leichten Druck, ein Kribbeln oder Wärme in Ihren Händen fühlen.

Als Nächstes bitten Sie Erzengel Raphael um seine heilende Energie, indem Sie sagen:

»Lieber Erzengel Raphael, bitte erfülle dieses Heilkraut mit deiner Energie. Ich danke diesem Kraut für seinen Dienst. Ich bitte diese heilige Pflanze, die du erschaffen hast, meinen physischen Körper, meine Emotionen und meine Energie zu heilen. Bitte lass mir alles zuteil werden, was ich in dieser Zeit brauche.«

Visualisieren Sie das Kräuterheilmittel, wie es ein sehr helles weißes Licht ausstrahlt. Machen Sie sich bewusst, dass dieses Licht sich leicht und mühelos mit Ihrem Körper verbinden wird. Dann sagen Sie:

»Engel, ich bitte euch, die Seele dieses Heilkrauts zu wecken. Möge euer Geschenk der Fürsorge gut angenommen und genutzt werden. Danke.«

Und jetzt erlauben Sie dem Heilkraut, seine heilende Arbeit zu verrichten.

Intuitive Entscheidung für Heilkräuter und Nahrungsergänzungsmittel

Folgen Sie Ihrer Intuition, wenn es darum geht, die für Sie richtige Kräutermedizin zu wählen. Wenn Sie das Gefühl haben, ein bestimmtes Heilkraut ausprobieren zu wollen, vertrauen Sie diesem Gefühl – die Resultate könnten lebensverändernd sein. (Wenn Sie in ärztlicher Behandlung sind, sollten Sie natürlich vorher Ihren Arzt fragen, um sicherzugehen, dass es keine negativen Wechselwirkungen mit Ihrer gegenwärtigen Medikation gibt.)

Elena Vasilis war Anfang Zwanzig, als sie die Heilkraft von Kräutern entdeckte. Sie litt unter ständigen Schmerzen im Magen- und Darmbereich, Übelkeit und Unwohlsein. Ihr Arzt verschrieb ihr immer wieder Antibiotika, doch die Symptome verschwanden nie. Nach einigen Jahren schlug ein Arzt eine Endoskopie vor und diagnostizierte bei Elena die sogenannte *gastroösophageale Refluxkrankheit* (GÖR), extrem starkes Sodbrennen. Er verschrieb ihr Magentabletten, doch die Beschwerden hielten an. Elena betete zu Gott und bat Erzengel Raphael um ein Wunder.

Schließlich beschloss sie, aktiv zu werden und ab sofort besser auf sich zu achten. Sie begann, mehr Obst und Gemüse zu essen und mehr Wasser zu trinken. Außerdem beschloss sie, glutenhaltige Lebensmittel und Milchprodukte von ihrem Speiseplan zu streichen, doch es nützte alles nichts, ihre Magenbeschwerden hielten an. Eines Tages dann fühlte Elena sich intuitiv dazu angeleitet, es mit Pfefferminztee zu versuchen. Eine Woche lang trank sie diesen Tee täglich, und zu ihrer Verblüffung verschwanden jegliche Gefühle von Übelkeit und Schmerzen!

Heute empfiehlt Elena jedem, der unter Magenproblemen leidet, den regelmäßigen Genuss von Pfefferminztee. Sie achtet darauf, nur Kräuter von bester Qualität aus dem Naturkostladen oder Reformhaus zu verwenden. Manchmal gibt sie frische Pfefferminzblätter in ihren heißen Tee, oder im Sommer in ihren Eistee. Elena freut sich und ist der göttlichen Führung dankbar, die geholfen hat, ihre Magenprobleme zu heilen.

Empfohlene Heilkräuter

Überlegen Sie, ob das eine oder andere der folgenden Kräuter Ihnen auf Ihrer persönlichen Heilungsreise helfen könnte. Falls Sie eine Vorerkrankung haben oder gegenwärtig einem bestimmten Medikations- und Behandlungsplan folgen, lassen Sie sich bitte von Ihrem Arzt beraten, bevor Sie Heilkräuter in Ihren Behandlungsplan einbauen.

Wenn ich (Robert) auch die Wirkung von Heilkräuter-Rezepturen liebe, ist ihr Geschmack in der Regel nicht unbedingt angenehm. Bevor ich flüssige Extrakte oder Tinkturen einnehme, verdünne ich sie immer mit Wasser und spüle anschließend mit ein wenig Saft oder Wasser nach, um den Geschmack der Tinktur zu übertönen. Normalerweise nehme ich eine halbe Tasse Wasser, weiß aber von Leuten, denen ein Esslöffel Wasser für eine Dosis ausreicht. Es spielt keine Rolle, mit wie viel oder wenig Wasser Sie die Kräutermedizin mischen – sorgen Sie lediglich dafür, dass Sie die volle Dosis nehmen, unmittelbar gefolgt je nach Belieben von ein wenig Saft oder Tee.

Am besten ist es, die Kräutermedizin kurz nach dem Essen einzunehmen, es sei denn, die Anweisungen lauten anders. Das muss nicht sofort nach dem letzten Bissen geschehen, doch warten Sie nicht länger als eine halbe Stunde, oder Verdauungsstörungen könnten die Folge sein.

Ingwer *(Zingiber officinale)*

Ingwer ist ein weitverbreitetes Gewürz, das sich durch einen wärmenden Geschmack auszeichnet. Wahrscheinlich haben Sie es schon einmal beim Kochen verwendet, doch können Sie Ingwer auch für Heilungszwecke benutzen. Vielleicht sollten Sie sich überlegen, Ihre Mahlzeiten mit dem Gedanken zuzubereiten, Schmerzen zu heilen. Würzen Sie Ihre Pfannengerichte, Suppen und auch frischen Säfte mit Ingwer.

Die Wärme dieser Wurzel hilft, alte, niedere Energien zu klären, indem sie die Blockaden in Ihrem Körper beseitigt, die an den Schmerzen festhalten. In der Kräuterheilkunde gilt Ingwer als eine der wirkungsvollsten entzündungshemmenden Pflanzen. Er entspannt die Muskeln und beseitigt Gelenkschmerzen. Außerdem regt Ingwer Ihren Kreislauf an und unterstützt den Transport hilfreicher Zellen durch Ihren Körper.

Eine Studie, die im *Journal of Arthritis* veröffentlicht wurde, verglich die Wirksamkeit von Ingwer mit der von Cortison und Ibuprofen bei der Behandlung von Arthrose und Gelenkrheumatismus. Diese Studie kam zu dem Schluss, dass Ingwerextrakt als entzündungshemmendes Mittel genauso wirksam ist wie Cortison, und dass Ibuprofen keine Auswirkungen hatte auf die Produktion von Zytokin, einem der Faktoren, die Schmerz auslösen. Cortison hat eine lange Liste möglicher Nebenwirkungen, unter anderem Gewichtszunahme, Depression, akute Kopfschmerzen, Schmerzen im Brustbereich und Schlafstörungen. Ingwer hingegen weist nur sehr wenige Nebenwirkungen auf, wobei von einer Anwendung vor Operationen und bei Personen mit Magengeschwüren aufgrund seiner blutgerinnenden Eigenschaft abzuraten ist.

Zudem haben Forschungen an der Universität von Odense in Dänemark ergeben, dass Ingwer ein hochwirksames Heilmittel ist. Im Rahmen einer Studie wurde Arthrose-Patienten drei Monate lang täglich eine geringe Menge Ingwer verabreicht. Bei fast allen Teilnehmern gingen die Schmerzen, Schwellungen sowie Morgensteifheit zurück, nur weil sie Ingwer nahmen. Der leitende Wissenschaftler, Dr. Srivasta, erklärte zudem, dass Ingwer nicht-steroidalen Entzündungshemmern überlegen ist. Diese Medikamente blockieren lediglich die Produktion von Entzündungsmarkern. Ingwer tut das Gleiche, reduziert jedoch zusätzlich bereits bestehende Entzündungen.

Als flüssige Tinktur eingenommen, kann Ingwer Übelkeit und andere Verdauungsbeschwerden lindern. Nehmen Sie zehn Tropfen mit ein wenig Wasser, und innerhalb von 15 Minuten sind Sie Ihre Beschwerden los. Im Falle von chronischen Schmerzen und Entzündungen werden Sie unter Umständen eine größere Menge Ingwer benötigen. In diesem Fall nehmen Sie 25 Tropfen der Tinktur, dreimal täglich.

Ingwer in flüssiger Form enthält Alkohol, also achten Sie darauf, nicht zu viel zu nehmen. Bei hohen Dosierungen ist es sicherer, Ingwer in Form von Tabletten oder Kapseln zuzuführen. Ihr Körper kann eine höhere Konzentration problemlos vertragen; versuchen Sie es mit 1000 mg, aufgeteilt auf zwei oder drei Portionen täglich. Nach wenigen Wochen werden Sie merken, dass Ihre Schmerzen und Entzündungen zurückgegangen sind.

Indischer Weihrauch *(Boswellia serrata)*

Indischer Weihrauch ist ein Harz, das von einer Form des Weihrauchbaums gewonnen wird. Echtes Weihrauchharz wird seit Jahrhunderten aufgrund seiner reinigenden und erhebenden Eigenschaften benutzt, häufig als Räucherwerk. Es wird über Holzkohle angezündet, damit der Rauch die Umgebung von negativen Energien reinigt und die Engel willkommen heißt. Indischer Weihrauch strahlt eine ähnliche Schwingung aus.

Eine im Jahre 2003 durchgeführte Doppelblindstudie verglich bei Patienten mit Arthrose die Wirksamkeit von Weihrauch im Gegensatz zu einem Placebo. Nach ca. zwei Monaten wurden die beiden Gruppen auf Schmerzen untersucht und dann gewechselt. Bei Versuchsende war klar, dass bei Patienten, die Weihrauch benutzten, Schmerzen und Schwellungen zurückgegangen waren, ihre Flexibilität zugenommen hatte und sie sich generell wohler fühlten. Die Forscher kamen zu dem Schluss, dass Weihrauch als brauchbare Therapie für Arthrose-Patienten geeignet ist.

2013 testete ein Forschungsteam eine Kombination von Weihrauch und Kurkuma (Gelbwurz) gegenüber einem Mittel mit dem Namen Celebrex bei Patienten mit Arthrose. Sie fanden heraus, dass die Kräutermischung bei der Behandlung von Schmerzen und Entzündungen wirksamer war als der in Celebrex enthaltene Wirkstoff Celecoxib. Sie stellten fest, dass die Kombination von indischem Weihrauch und Kurkuma gut vertragen wurde und keine Nebenwirkungen aufwies.

Da es sich bei indischem Weihrauch um ein Harz handelt, nimmt man es am besten in Form von Tabletten oder Kapseln. Manche Hersteller produzieren flüssige Rezepturen, doch der ölige Geschmack macht es schwer, das Mittel regelmäßig zu schlucken. Nehmen Sie 4000 mg täglich, verteilt auf zwei oder drei Portionen.

Capsaicin (CPS)

Capsaicin ist der aktive Bestandteil von Chilipfeffer. Untersuchungen haben gezeigt, dass eine lokal aufgetragene Creme, die Capsaicin enthält, die Heftigkeit von Schmerzen dramatisch reduzieren kann. Menschen, die unter Arthritis leiden, haben von einer auffallenden Verbesserung berichtet, die mehrere Wochen anhalten kann. Der Grund dafür ist die Tatsache, dass Capsaicin die schmerzempfindlichen Nervenfasern vorübergehend betäubt. Und während diese Nervenfasern sich erholen, sind Sie schmerzfrei!

Cremes mit Capsaicin finden Sie in Naturkostläden. Tragen Sie die Creme zwei- bis viermal täglich auf, und bei Arthritis oder

Muskelschmerzen dürften Sie nach zwei Wochen regelmäßiger Anwendung eine Verbesserung bemerken. Diese Creme wirkt, indem sie die Schmerzsignale in Ihrem Körper zuerst stimuliert und dann reduziert.

Um Ihr persönliches, intensiv wirksames Capsaicin-Öl herzustellen, geben Sie zwei Esslöffel getrocknete biologische Chiliflocken in ein Glas biologisches, kalt gepresstes, natives Olivenöl. Geben Sie die Mischung in einen Wasserbadtopf oder in eine hitzebeständige Schüssel über einen Topf kochenden Wassers. Lassen Sie das Öl sanft eine Stunde sieden, damit das Chili sich mit dem Öl vermischen kann. Dann nehmen Sie ein Musselintuch und sieben das Chiliöl in ein sauberes Glas, lassen es abkühlen und verschließen es dann sicher.

Bitte achten Sie sorgfältig darauf, dass Sie Augen und Mund nicht mit dem Öl in Kontakt bringen und es so aufbewahren, dass es außer Reichweite von Kindern ist. Zur Anwendung geben Sie eine kleine Menge des Öls (zwei bis drei Tropfen) auf die schmerzende Stelle und reiben es sanft ein. Es empfiehlt sich, Handschuhe anzuziehen, bevor Sie das Öl einreiben, um Hautirritationen zu vermeiden. Ein Gefühl von Hitze sowie eine leichte Rötung an der behandelten Stelle sind eine normale Reaktion; sollten diese Empfindungen Sie jedoch zu sehr irritieren, wischen Sie das Öl so schnell wie möglich wieder ab.

Arnika

Das Heilkraut Arnika ist gefährlich, wenn es in seiner naturbelassenen Form konsumiert wird. Homöopathisches Arnika hingegen eignet sich hervorragend zur Behandlung von Prellungen, Schmerzen und Schwellungen. Die genauen Mechanismen, warum es funktioniert, sind nicht bekannt, doch Untersuchungen haben gezeigt, dass es sich besonders gut für akute Verletzungen und post-operative Schwellungen eignet.

Um ein homöopathisches Mittel herzustellen, sind eine Reihe von Verdünnungen nötig (als *Potenzierungen* bekannt). Lassen Sie uns Arnika als Beispiel nehmen: ein Tropfen Arnika-Extrakt, vermischt mit neun Tropfen einer Lösung (Alkohol, Wasser oder Glycerin) und dann potenziert (geschüttelt), ergibt Arnika D1. Ein Tropfen Arnika D1, gemischt mit neun Tropfen einer Lösung und dann potenziert, ergibt Arnika D2. Dieser Prozess setzt sich fort, bis der erwünschte Potenzgrad erreicht ist. Es gibt auch eine C-Skala – ein Tropfen Arnika-Extrakt, gemischt mit 99 Tropfen einer flüssigen Lösung, ergibt Arnika C1; während ein Tropfen Arnika C1, gemischt mit 99 Tropfen einer Lösung, Arnika C2 ergibt, und so fort.

Wenn Sie C12 erreicht haben, ist keinerlei physisches Arnika in dem Mittel mehr enthalten; die Potenzierungen entziehen der Pflanze die Energie und verdichten sie. Das Resultat ist ein hoch-schwingendes Heilmittel. Die Magie der Homöopathie beseitigt die schädlichen Aspekte einer Substanz, während sie ihre heilenden Eigenschaften verstärkt. Der Prozess aufeinanderfolgender Verdünnungen kann beinahe endlos fortgesetzt werden, um Verdünnungen von 1:Hundert oder 1:Hunderttausend zu erreichen. Diese höheren Verdünnungen wirken sich auf die geistigen und emotionalen Aspekte eines Menschen aus, während die niederen Potenzen die physische Ebene behandeln.

Arnika nimmt man am besten, wenn die Verletzung oder Prellung eben erst eingetreten ist, zum Beispiel wenn Sie gefallen, gestolpert oder gegen irgendetwas geprallt sind – etwa wenn Sie einen Finger in der Autotür eingequetscht oder versehentlich mit dem Hammer daraufgeschlagen haben.

Homöopathie eignet sich nicht als vorbeugende Maßnahme. Wir haben von einer Fußballmannschaft gehört, wo alle vor einem Spiel Arnika genommen haben mit dem Gedanken, es würde eine eventuelle Genesungszeit verkürzen, Verletzungen heilen und die Mannschaft schnell wieder aufs Grün zurückbringen. Stattdessen trat das genaue Gegenteil ein, und einige erlitten schlimme Prellungen! Vergessen Sie nicht, Homöopathie beruht auf dem Prinzip »Gleiches mit Gleichem heilen«. Was bedeutet, dass eine Substanz, die bei einem gesunden Menschen Symptome hervorruft, genau diese Symptome in jemandem heilt, der krank ist. Und ein homöopathisches Mittel kann in einem gesunden Menschen die Symptome erzeugen, die es in einem Kranken oder Verletzten heilt. Tatsächlich gibt es einige Menschen, deren Job es ist, homöopathische Heilmittel zu nehmen, nur um zu sehen, welche Symptome oder Erkrankungen das Mittel behandeln kann.

Wenn die Gründe für die Wirksamkeit von Arnika auch unbekannt sind, sind die Resultate unübersehbar. Bewahren Sie Arnika als allzeit bereite Erste-Hilfe-Medizin in Ihrer Hausapotheke auf.

Weidenrinde *(Salix alba)*

Weidenrinde ist ein lange bewährtes, traditionelles Heilmittel. Es kann Fieber senken, Entzündungen stoppen und Schmerzen überall im Körper lindern. Es ist als Tee, Flüssigextrakt oder Tabletten erhältlich.

Eine Studie an einhundert Patienten mit Rückenschmerzen kam zu dem Schluss, dass jene, denen Weidenrinde verabreicht wurde, auffällige Verbesserungen erlebten gegenüber der Placebo-Gruppe; und Patienten, die eine höhere Dosis Weidenrinde erhielten, fanden mehr Erleichterung als solche mit einer geringeren Dosis. Weidenrinde ist ein ausgezeichnetes Heilkraut bei Arthrose/Gelenkverschleiß, weil es sowohl das Schmerzgefühl als auch die Entzündung reduziert, die den Schmerz verschlimmert.

Ein Grund, warum Weidenrinde bei Entzündungen wirksam ist, besteht darin, dass sie Salicin enthält. Dieser Bestandteil wurde im 19. Jahrhundert extrahiert, um Acetylsalicylsäure, bekannter unter der Bezeichnung Aspirin, zu gewinnen. Weidenrinde wirkt nicht so schnell wie Aspirin, doch hält ihre Wirkung unter Umständen länger an. Und während Aspirin zwar

sehr schnell und effektiv Schmerzen lindert sowie Fieber senkt, kann eine Überdosierung oder regelmäßige Einnahme zu Verdauungsproblemen und Magenbeschwerden führen. Interessanterweise kann die ursprüngliche Version – Weidenrinde – außerdem Darmentzündungen heilen und wird wesentlich besser vertragen.
Interessant ist zu bemerken, dass eine doppelblinde Placebo-/Kontroll-Studie gezeigt hat, dass die schmerzlindernden Eigenschaften von Weidenrinde nicht allein dem Salicin zugeschrieben werden konnten. Wenn Sie also ein Medikament nehmen, das eine Substanz isoliert, entgehen Ihnen die anderen heilenden Kräfte der Pflanze. Keine Frage, das Ganze ist stets größer als die Summe seiner einzelnen Teile!

Kurkuma *(Curcuma longa)*

Kurkuma gilt als eines der wirksamsten pflanzenbasierten Heilmittel bei Entzündungen jeglicher Art. Es ist in der Lage, Schwellungen im ganzen Körper zu reduzieren und gleichzeitig spezifische Schmerzbereiche zu infiltrieren. Wenn Sie die Symptome von Schmerzen behandeln, ohne sich um die Entzündung zu kümmern, nehmen die Schwellung und der Druck zu, was bedeutet, dass der Schmerz zurückkommt, sobald Sie das Mittel absetzen. Wenn Sie jedoch die Entzündung klären, zielen Sie damit auch auf die Ursache Ihrer Schmerzen.
Kurkuma ist ein Küchengewürz, das oft benutzt wird, um den Speisen Farbe zu geben. Die magischen Eigenschaften dieser orangefarbenen Wurzel gehen jedoch weit über ihre Fähigkeit, das Aussehen einer Speise zu verschönern, hinaus. Kurkuma enthält einen Bestandteil, der unter der Bezeichnung Curcumin bekannt ist. Dieser natürliche chemische Wirkstoff ist Dutzende Male untersucht worden und zeichnet sich immer wieder durch weitere verblüffende schmerzlindernde Eigenschaften aus. Kurkuma hilft bei Arthrose, Gelenkrheumatismus, Rückenschmerzen, Menstruationsbeschwerden, Kopfschmer-

zen und jedem anderen entzündlichen Zustand. Darüber hinaus eignet es sich vorzüglich zur Entgiftung der Leber.
Eine indische Studie aus dem Jahre 2013 zeigte die Effektivität und Heilkraft von Kurkuma bei der Schmerztherapie. Einhundertzwanzig Patienten mit Arthrose wurde entweder ein Placebo, Kurkuma-Extrakt, Glucosamin oder eine Kombination von Glucosamin und Kurkuma verabreicht. Die auffallendsten Verbesserungen nach diversen klinischen Begutachtungen zeigte die Gruppe, die nur Kurkuma genommen hatte.
Kurkuma hat eine noch stärkere Wirkung im Körper, wenn es zusammen mit Fett eingenommen wird. Eine traditionelle Zubereitungsform wäre ein Curry-Gericht, das sowohl Kurkuma als auch Kokosnusscreme enthält. Sie können auch versuchen, Kurkuma zusammen mit Kokosnussöl zu einem Smoothie zu mixen, oder einen Teelöffel davon in Ihren Joghurt zu geben. Am besten nehmen Sie dazu biologischen Soja-, Mandel- oder normalen Joghurt, und achten Sie darauf, keine fettreduzierte oder fettfreie Version zu kaufen!
Manche Hersteller produzieren Kurkuma-Zubereitungen, um sicherzugehen, dass sie eine normgerechte Menge an Curcumin enthalten. Das ist zunächst einmal keine schlechte Idee, denn auf diese Weise wissen Sie genau, dass Sie die wissenschaftlich empfohlene Menge einnehmen. Andererseits jedoch nehmen Sie damit ein Produkt zu sich, das unausgewogen und anders ist, als der Schöpfer es kreiert hat. Wir ziehen es vor, Gottes Weisheit zu vertrauen, und wissen, dass alles perfekt erschaffen wurde; daher verspüren wir nicht das Bedürfnis, standardisierte Produkte zu nehmen. Vielmehr entscheiden wir uns für Produkte, die so sind, wie die Natur es vorgesehen hat.
Kurkuma ist ein ausgezeichnetes Antioxidans, daher wird es oft im Rahmen einer Krebsvorbeugung genommen. Entzündliche Vorgänge lösen größeren Stress im Körper aus und verfeuern kostbare Ressourcen, die der Körper unter Umständen nicht so schnell wieder auffüllen kann, wie es nötig wäre. Dieser ver-

stärkte Bedarf kann zu Zellmutationen sowie Zellschäden und schließlich zu Krebs führen. Kurkuma hilft, Entzündungen zu beseitigen, und schützt die Zellen vor oxidativem Schaden.

Afrikanische Teufelskralle *(Harpagophytum procumbens)*
Wenn der Name auch nicht engelsgleich ist, ist die Teufelskralle dennoch ein hochwirksames Mittel gegen Schmerzen. (Der Name ist auf das Aussehen der Pflanze zurückzuführen: stachelige Spitzen, in einem Kreis angeordnet, die ganz so aussehen wie eine schaurige Kralle!) Nehmen Sie Teufelskralle acht bis zwölf Wochen lang, und Sie werden eine verbesserte Flexibilität Ihrer Gelenke feststellen und weniger Schmerzen haben. Eine Studie, die mehr als vier Monate dauerte und an der 122 Testpersonen teilnahmen, verglich die Teufelskralle mit einem führenden Schmerzmittel für Arthritis. Die Personen, die das Heilkraut genommen hatten, erlebten dieselbe Schmerzminderung wie die Gruppe mit dem pharmazeutischen Mittel, jedoch mit weniger Nebenwirkungen. Eine andere Studie verglich ein Jahr lang 38 Personen, die Teufelskralle nahmen, mit 35 anderen, die das pharmazeutische Medikament Vioxx genommen hatten. Beide Gruppen erlebten den gleichen Grad an Schmerzlinderung. Es ist allerdings wichtig zu bemerken, dass Vioxx 2004 vom Markt genommen wurde, da es mit einem erhöhten Risiko für Herzinfarkt und Schlaganfall in Verbindung gebracht wurde. Teufelskralle hingegen wird seit Jahrhunderten benutzt und scheint sehr sicher und gut verträglich zu sein. Ich (Robert) ziehe es vor, Teufelskralle in flüssiger Form zu verabreichen, da ich das Gefühl habe, dass die Flüssigkeit eine höhere Energie enthält als Tabletten und Kapselzubereitungen. Folgen Sie Ihrem eigenen Bauchgefühl und prüfen Sie, ob Sie das genauso empfinden. Häufig verschreibe ich einen halben Teelöffel (2,5 ml) dreimal täglich. Vergessen Sie nicht, Kräuter in flüssiger Form nimmt man am besten mit ein wenig Wasser, gleich nach dem Essen.

Johanniskraut *(Hypericum perforatum)*

Johanniskraut ist allgemein als ein Mittel gegen Stress und Depressionen bekannt. Es ist ein wunderbar belebendes Heilkraut, das auf natürliche Weise den Serotoninspiegel Ihres Körpers erhöht. Indem Sie dieses Wohlfühlhormon vermehrt produzieren, empfinden Sie mehr Freude in Ihrem täglichen Leben. Das allein kann schon wunderbar heilend sein, da der schnellste Weg zu einem schmerzfreien Körper darin besteht, glücklich zu sein!

Neben einer Erhöhung Ihres Energielevels und Ihrer Vitalität behandelt Johanniskraut auch Nervenschmerzen. Diese Art von Schmerz kann plötzlich auftreten, brennend und stechend sein, als würde man mit Nadeln gepikst. oder sich sogar wie taub anfühlen. Laut einer Studie, die 2013 in dem Journal *Phytomedicine* veröffentlicht wurde, hilft Johanniskraut, Schmerzabläufe zu blockieren, und eignet sich daher wundervoll als Therapiemaßnahme bei Migräne.

Dieses Heilkraut kann auch Menschen helfen, denen Gliedmaßen amputiert wurden und die unter »Phantomschmerzen« leiden, verursacht durch falsch interpretierte Nervensignale. Ich (Robert) erinnere mich an eine Patientin, der ein Finger amputiert worden war, die jedoch nach wie vor ein Kribbeln in der Fingerspitze fühlte, begleitet von dem verzweifelten Drang, sie zu kratzen. Nach ein paar Wochen regelmäßiger Einnahme von Johanniskraut berichtete sie überglücklich, dass diese Störung endlich vorbei war.

Wir lieben es, mit dem Extrakt von Johanniskraut zu arbeiten, vor allem in flüssiger Form oder als Tinktur. Ein qualitativ hochwertiges Produkt wird eine tiefrote Farbe aufweisen, was symbolisch ist für den Schutz und die Sicherheit, die das Heilkraut bietet. Johanniskrautextrakt besitzt etwas sehr Wertvolles; man könnte es »Glück in Fläschchen« nennen. Sanft zieht es Sie von Chaos und Drama weg, belebt Sie und gibt Ihnen auf diese Weise die Möglichkeit, eine neue Perspektive zu gewinnen und Heilung zu finden.

Diese Eigenschaften sind jedoch nur in der flüssigen Form vorhanden; es hat den Anschein, als würden Tabletten und Kapseln diese energetische Komponente missen. Nehmen Sie sieben Tropfen, dreimal täglich. Innerhalb einer Woche wird Ihre Seele sich erquickt fühlen. Sie werden anfangen, öfter zu lächeln, und Schmerzen lassen zusehends nach. Nehmen Sie zwei oder drei Monate lang Johanniskraut, je nachdem wie Sie sich angeleitet fühlen.

Auch die homöopathische Zubereitung ist wundervoll; versuchen Sie es mit Hypericum C12 bei Nervenschmerzen.

Sobald Sie anfangen, Johanniskraut zu nehmen, arbeitet Erzengel Raphael mit Ihnen und führt Sie auf Ihrem Heilungsweg. Er wird Ihnen Möglichkeiten zeigen, Ihre Körperhaltung und Schlafgewohnheiten zu verändern, damit Ihr Körper sich wohler fühlt. Vertrauen Sie Ihren intuitiven Gefühlen und gehen Sie mutig die notwendigen Veränderungen an.

Ein anderer Patient von mir (Robert) litt unter chronischem Kopfweh. Er hatte ständig Schmerzen und ging oft nach vorn gebeugt vor lauter Unwohlsein. Er arbeitete als Getränkelieferant, was bedeutete, dass er jeden Tag schwere Kästen voller Flaschen in Büros und Wohnungen tragen musste. Als er begann, Johanniskraut zu nehmen, verschwand sein Unwohlsein, seine Körperhaltung verbesserte sich, und ihm wurde klar, dass sein Job ihm mehr schadete als nützte. Zudem war die Bezahlung den physischen Schmerz nicht wert. Seine Engel führten ihn zu einem Job als Rettungssanitäter, was bedeutet, dass *er* heute andere zu einem langen und gesunden Leben führt.

Bitte beachten: Johanniskraut ist bekannt für ernst zu nehmende Wechselwirkungen mit bestimmten Medikamenten, einschließlich bestimmte Antidepressiva, Statine und orale Verhütungsmittel. Falls Sie gegenwärtig Medikamente nehmen, besprechen Sie sich mit Ihrem Arzt oder Heiler, bevor Sie sich für Johanniskraut entscheiden.

Gewöhnlicher Schneeball *(Viburnum opulus)*

Wenn der Gewöhnliche Schneeball auch bislang noch nicht wissenschaftlich erforscht wurde, kann er auf eine lange Erfolgsgeschichte zurückblicken und hat in den Händen vieler Kräuterkundiger seine Heilkraft bewiesen. Der Gewöhnliche Schneeball ermöglicht Ihren Muskeln, sich zu entspannen. Wenn Sie dieses Heilkraut einnehmen, sind Sie in der Lage, Anspannung, alte Emotionen, Schmerzen, Beschwerden, Unwohlsein und Vorurteile einfach loszulassen. Es ist ein wundervolles Kraut, dessen Wirkung sofort einsetzt. Nehmen Sie einfach zehn Tropfen dreimal täglich, und Sie werden einen Unterschied bemerken.

Ihr Körper besitzt eine innewohnende Intelligenz und weiß um die Prioritäten auf Ihrem Heilungsweg, was wir »die Richtung der Heilung« nennen. Natürlich möchte Ihr Körper Ihre inneren Organe heilen, bevor er sich beispielsweise um Hautprobleme kümmert, selbst wenn Sie diesen Ausschlag als den Fluch Ihres Lebens betrachten! In gleicher Weise fokussiert sich Ihr Körper auf die Heilung Ihrer mentalen und emotionalen Probleme, bevor er sich mit Ihren physischen Zuständen beschäftigt. Was total Sinn macht: Wenn Sie depressiv sind oder gar an Selbstmord denken, würde ein schmerzfreier Rücken Sie dann glücklicher machen? Zunächst würden Sie vielleicht sagen: »Absolut!« Doch vielleicht waren es diese schwermütigen Emotionen, die überhaupt erst zu den Rückenschmerzen geführt haben.

Der Gewöhnliche Schneeball hilft Ihnen, die »Richtung der Heilung« einzuhalten. Die Pflanze wird Sie mit Ihrem höheren Selbst verbinden und genau identifizieren, was als Erstes losgelassen werden muss. Wenn Sie mit der Einnahme des Gewöhnlichen Schneeballs beginnen und beispielsweise das plötzliche Bedürfnis verspüren, einen alten Freund zu kontaktieren, dann folgen Sie diesem Impuls. Er kann zu einer tief greifenden Heilung führen.

Jeder Mensch geht einen einzigartigen Weg, daher können wir Ihnen nicht exakt sagen, welche Wirkung der Gewöhnliche Schneeball auf Sie persönlich haben wird. Das ist der Grund, warum die Wissenschaft mit diesem Heilkraut ihre Schwierigkeiten hat – es funktioniert auf einer anderen Ebene, die komplizierter ist als simple chemische Stoffe und Komponenten. Sie hat eine höhere Intelligenz, die Ihren Körper auf einer tiefen Ebene anspricht.

Lerchensporn *(Corydalis ambigua)*

Lerchensporn gilt als eines der stärksten Schmerzmittel im Bereich der Kräutermedizin. Untersuchungen haben seine Wirksamkeit bei Entzündungen sowie akuten und chronischen Schmerzen bewiesen. Lerchensporn gehört, wie Opium, zur Familie der Mohngewächse, doch ohne die schädlichen Nebenwirkungen oder die Suchtgefahr. Ein Forscher fand heraus, dass Lerchensporn zehn Prozent der Kraft von Opium hat (was bemerkenswert ist!) und eine Dosis für ca. zwei Stunden Schmerzfreiheit garantiert.
Dieses Heilkraut hat eine harte, knollige Wurzel, und es kostet einige Mühe, sie zu einem Pulver zu zermahlen, was darauf hindeutet, dass sie am besten in Fällen von wirklich schweren Schmerzen angewandt werden soll, nachdem andere Kräuter versagt haben. Lerchensporn lindert oder beseitig wirkungsvoll viele Arten von Schmerz, unter anderem Arthrose-, Rücken-, Nacken- und Menstruationsschmerzen. Studien weisen darauf hin, dass der schmerzstillende Bestandteil in Lerchensporn auch bei längerer Anwendung seine Wirksamkeit nicht verliert, im Gegensatz zu andern Opiaten wie zum Beispiel Morphium, daher ist er ein wahres Wunder für chronische Schmerzen. Selbstverständlich sollten Sie immer prüfen, ob keine Wechselwirkungen mit anderen Medikamenten zu befürchten sind.
Wir empfehlen, dieses Heilkraut ein oder zwei Monate lang zu nehmen, um Ihre Symptome unter Kontrolle zu bekom-

men. Dann sollten Sie zu einem anderen Heilmittel übergehen, das Ihnen auf andere Weise helfen kann. Lerchensporn nimmt Schmerzen, doch Sie sollten sich nicht abhängig davon machen. Unserer Meinung nach ist es nicht ratsam, Lerchensporn mehr als drei Monate lang zu nehmen. Energetisch betrachtet, möchten Heilkräuter generell nur kurzfristig benutzt werden. Sobald der Schmerz Ihren Körper verlassen hat, werden sie nicht länger benötigt; zur Präventivbehandlung eignen sie sich nicht. Beginnen Sie mit einer hohen Dosis von zwei Teelöffeln (10 ml). Danach nehmen Sie eine Woche lang einen halben Teelöffel (2,5 ml), dreimal täglich, und anschließend vermindern Sie allmählich Ihre tägliche Dosis. Möglicherweise wird Ihr Ego versuchen, Sie zu überzeugen, dass die Reduzierung der Dosis die Schmerzen zurückbringen wird, doch denken Sie daran, dass Kräuterheilmittel sich von pharmazeutischen Schmerzmitteln unterscheiden. Heilkräuter arbeiten auf eine ganzheitliche Weise mit Ihrem System, um es zu reparieren und zu stärken, anstatt einfach nur die Symptome zu überdecken. Der Schmerz wird aus Ihrer Aura entfernt; wenn Sie also aufhören, das Heilkraut zu nehmen, werden Sie sich dennoch weiterhin wunderbar wohlfühlen in Ihrem kostbaren Körper.

Empfohlene Nahrungsergänzungsmittel

Wir haben festgestellt. dass die folgenden Nahrungsergänzungsmittel von vielen Menschen bei ihrer Schmerztherapie als sehr hilfreich empfunden wurden. Wie wir bereits gesagt haben: Falls Sie eine Vorerkrankung haben oder gegenwärtig irgendwelche Medikamente nehmen bzw. einem Behandlungsplan folgen, lassen Sie sich bitte von Ihrem Arzt oder Heiler beraten, bevor Sie Nahrungsergänzungsmittel jedweder Art nehmen. Nehmen Sie die Präparate immer zusammen mit Nahrung zu sich, es sei denn, die Gebrauchsanweisung empfiehlt etwas anderes. In der Regel ist es am besten, Nahrungsergänzungsmittel unmittelbar *vor* dem Essen zu nehmen (anders als Kräuterheilmittel, die am besten *nach* dem Essen genommen werden).

SAM (S-Adenosylmethionin)

SAM ist eines meiner (Roberts) bevorzugten Mittel zur Behandlung von Depression, Trauer und Stress. Es wirkt unglaublich schnell, und häufig vergleiche ich es mit einem Lichtschalter – es erleuchtet den Raum und verscheucht alle Dunkelheit. Ich habe gesehen, wie dieses Produkt Menschen in ihren dunkelsten Momenten geholfen hat und die Seelen von depressiven Patienten innerhalb von Tagen wieder erstrahlen ließ. Wenn Sie SAM nehmen, wird die Welt zu einem freundlicheren Ort. Sie lachen mehr, und es ist ein echtes, freudiges Lachen.

SAM eignet sich auch wunderbar, um Schmerzen zu beseitigen, wenn auch der genaue Wirkmechanismus noch nicht klar verstanden wird. Eine geringe Menge von SAM produziert unser Körper selbst. Wenn es als Präparat eingenommen wird, scheint es Entzündungen zu reduzieren und die Produktion von Wohlfühlhormonen zu fördern. Studien haben gezeigt, dass SAM ebenso wirksam ist wie einige NSAID (nichtsteroide Entzündungshemmer), ohne die Nebenwirkungen oder kardiovaskulären Risiken, die andere Medikamente häufig aufweisen. Ein mögliches Problem mit SAM ist der vergleichsweise hohe Preis. SAM ist ein sehr unstabiles Produkt und muss viele Kontrollverfahren durchlaufen, was die Kosten in die Höhe treibt. Doch vertrauen Sie uns – SAM ist seinen Preis absolut wert!

Die Dosierung ist entscheidend, wenn es um SAM geht. Aufgrund der hohen Herstellungskosten enthalten viele Produkte nur einen geringen Anteil des Bestandteils. Vergessen Sie nicht, dass Sie 800 bis 1.200 µg (Mikrogramm) täglich brauchen, um Erleichterung zu finden. (Diese Dosis wird aufgeteilt in jeweils 400 µg, zwei- oder dreimal täglich). Die meisten SAM-Tabletten sind mit einer Schutzschicht überzogen, damit sie nicht im Magen aufgebrochen werden, sondern erst im Dünndarm. Aus

diesem Grund ist es wichtig, die Tabletten nicht zu zerbrechen, da sie dadurch einen Teil ihrer Wirksamkeit verlieren würden. Hochqualitative SAM-Produkte werden noch andere Bestandteile enthalten, um die Absorption zu fördern, wie beispielsweise Zink und B-Vitamine. Obgleich hohe Dosen von SAM empfehlenswert sind, sollten Sie nicht unbedingt zu viel der anderen in dem Mittel enthaltenen Ingredienzien zu sich nehmen. Vielleicht kann Ihr Arzt oder Heiler Ihnen ein Produkt empfehlen.
Bitte unbedingt beachten: SAM ist bekannt für seine Wechselwirkungen mit einigen Medikamenten, unter anderem Antidepressiva, und nicht ratsam bei bestimmten Erkrankungen, wie zum Beispiel bipolare Persönlichkeitsstörung. Lassen Sie sich von einem Arzt oder Heiler beraten, bevor Sie dieses Nahrungsergänzungsmittel nehmen.

Omega-3-Produkte

Omega-3-Fettsäuren werden in Fischöl und bestimmten Pflanzenölen gefunden. Omega-3-Fettsäuren gelten als »essenzielle« Fette, weil Ihr Körper sie nicht selbst produzieren kann; Sie müssen sie mit Ihrer Nahrung zu sich nehmen. Fischöl enthält die Omega-3-Bestandteile Docosahexaensäure (DHA) und Eicosapentaensäure (EPA). Manche Pflanzenöle enthalten Alpha-Linolensäure (ALA), die Ihr Körper in DHA und EPA verwandeln kann.
Es gibt zahllose Untersuchungen, in denen die Anwendung von Fischöl bei Schmerzen empfohlen wird. Es schmiert die Gelenke und reduziert Entzündungen im Körper. Viele Menschen haben festgestellt, dass sie – wenn sie Fischöl ein paar Monate lang einnehmen – nur noch wenige oder gar keine Schmerzmedikamente mehr brauchen. Achten Sie darauf, die Etiketten der Produkte genau zu lesen, um sicherzugehen, dass Sie genug Omega-3's bekommen. Möglicherweise brauchen Sie 2000 mg EPA pro Tag oder mehr, je nach Ihrem gesundheitlichen und

körperlichen Zustand. Allerdings kann die Quelle, aus der das Fischöl stammt, eine Rolle spielen in Bezug auf seine gesundheitsfördernden Eigenschaften. Wenn es zum Beispiel aus großen Fischen wie Thunfisch, Makrele oder Kabeljau gewonnen wird, enthält es unter Umständen inakzeptabel hohe Mengen an Quecksilber.

Eine gesunde, quecksilberfreie Wahl ist Leinsamen-, Lein- bzw. Flachs-Öl (drei Bezeichnungen für dasselbe Öl). Wie bereits erwähnt, enthalten diese Öle ALA, das Ihr Körper aufbricht und in EPA und DHA verwandelt. Leinsamen-Öl-Ergänzungsmittel enthalten in der Regel 52 bis 62 Prozent Omega-3-Fettsäuren, während Fischöl nur 30 Prozent enthält. Es ist sowohl für Ihren Körper als auch für die Umwelt besser, Leinsamenöl-Präparate zu konsumieren, die Sie in flüssiger Form oder als Kapseln kaufen können; achten Sie lediglich darauf, dass manche Sorten im Kühlschrank aufbewahrt werden müssen, damit sie nicht ranzig werden. Die ideale Dosis besteht aus zwei Teelöffeln täglich, bzw. 10 g, aufgeteilt in zwei oder drei Portionen.

MSM (Methylsulfonylmethan)

MSM ist eine organische Schwefelverbindung, die seit Langem für die Behandlung einer Vielzahl gesundheitlicher Probleme benutzt wird. Sie scheint die Schmerzbotschaft entlang Ihrer Nervenbahnen zu blockieren. MSM kann bei Schwellungen, Entzündungen und Wasseransammlung helfen, indem es die natürlichen entzündungshemmenden Fähigkeiten Ihres Körpers verbessert. Manche Menschen sind sicher, dass MSM den Verschleiß von Knorpelgewebe verhindern kann, was wichtig ist im Hinblick auf eine anhaltende Erleichterung und langfristige Verbesserung für Menschen, die unter Arthrose leiden. Eine Teststudie zeigte eine 25-prozentige Schmerzminderung und 30-prozentige Verbesserung der Bewegungsfreiheit bei Patienten, die drei Monate lang täglich MSM erhielten. Die vorgeschlagene Dosierung beginnt mit eineinhalb bis drei Gramm täglich; mit einer allmählichen Steigerung bis zu drei Gramm zweimal täglich bei stärkeren Schmerzen.

Magnesium

Magnesium spielt im Körper eine vielfältige Rolle, sowohl in Bezug auf die Nervenfunktion als auch hinsichtlich Blutzuckerkontrolle und Blutdruckregulierung. Darüber hinaus kommt Magnesium bei jeder einzelnen Muskelkontraktion zum Einsatz; je mehr Sie also trainieren, desto mehr Magnesium brauchen Sie. (Das ist der Grund, warum besonders Athleten empfohlen wird, es regelmäßig einzunehmen.) Obgleich dieses Nahrungsergänzungsmittel oft nur gegen Muskelkrämpfe genommen wird, löst es ebenso die generelle Anspannung in Ihrem Körper und kann in vielerlei Hinsicht bei der Behandlung von Schmerzen helfen.

Viele Menschen, die unter Schmerzen leiden, berichten von stark unterbrochenen Schlafmustern und nächtlichem Herumwälzen. Magnesium hilft, Ihr Nervensystem zu beruhigen und fördert erholsamen Schlummer. Wenn Magnesium auch nicht Schlaf herbeiführt, erlaubt es Ihrem Körper jedoch, sich genug zu entspannen, damit Sie einschlafen und die Heilung finden können, die Sie brauchen. Als generelle Richtlinie empfehlen wir acht Stunden Schlaf jede Nacht, damit Sie genug Zeit in den tieferen, heilsamen Schlafphasen verbringen, die bei einer kurzen Schlafdauer nicht erreicht werden können.

Zudem hilft Magnesium, NMDA-Rezeptoren zu blockieren, wichtige Bestandteile bei der Verarbeitung von Schmerzen in Ihrem Gehirn. Wenn Ihr Körper also nicht genug von diesem Mineral gespeichert hat, ist Ihr Schmerzempfinden stärker. Wenn Sie hoch-sensitiv sind und selbst der kleinste Stoß oder Druck Ihnen Schmerzen verursacht, sollten Sie vielleicht erwägen, Ihre Magnesium-Dosis zu erhöhen. Wir empfehlen 400 mg elementares Magnesium pro Tag, am besten abends genommen; Untersuchungen haben gezeigt, dass die Magnesium-Absorption sechs Stunden nach Einnahme ihren Höhepunkt erreicht. Wenn Sie es also vor dem Schlafengehen nehmen, werden Sie am Morgen mit einem perfekten Magnesiumlevel im Blut und einer geringeren Schmerzanfälligkeit aufwachen. Ihr Körper wird Sie auf eine ausgewogenere und heilsamere Weise auf das Unwohlsein aufmerksam machen.

Vitamin D

Normalerweise betrachten wir Vitamin D als ein Mittel zur Stärkung der Knochen. Doch die Wissenschaft zeigt, dass es auch für das Immunsystem, den Hormonspiegel und sogar die Gesundheit der Haut wichtig ist. Eine im Jahre 2009 durchgeführte Studie belegt, dass Personen mit Vitamin-D-Mangel doppelt so viele Schmerzmedikamente benötigten wie Personen mit normalem Vitamin-D-Spiegel. Wenn Sie also unter chronischen Schmerzen leiden, sollten Sie Ihren Vitamin-D-Level untersuchen lassen. So werden Sie schnell herausfinden, ob eine zusätzliche Einnahme dieses Vitamins für Sie richtig ist.
Sonnenlicht liefert die natürlichste Form von Vitamin D. Gehen Sie jeden Tag ein paar Minuten ins Freie, vor allem wenn die Sonne scheint. (Achten Sie darauf, sich nur dann den Sonnenstrahlen auszusetzen, wenn keine Sonnenbrandgefahr besteht, und benutzen Sie immer ein gutes, natürliches Sonnenschutzmittel.) Ermöglichen Sie der Sonne mit ihrer heilenden Wirkung, direkt in Ihre Seele zu scheinen. Ihre Strahlen haben einen langen Weg zurückgelegt, um Sie zu erreichen. Ihre Haut absorbiert die Lebenskraft der Sonne und erweckt das heilende Potenzial Ihres Körpers. Ihr Körper kennt den besten Weg zur Heilung und wird Ihnen zeigen, was Sie tun müssen. Indem Sie auf Ihre innere Stimme und die Stimme der Engel hören, werden Sie auf den Weg geführt, der perfekt für Sie ist.
Wenn Sie sich für Nahrungsergänzungsmittel entscheiden, achten Sie darauf, dass sie von hoher Qualität und pflanzenbasiert sind. (Vitamin D wird in der Regel aus Lanolin gewon-

nen, das aus der Haut von Schafen extrahiert wird. Die andere Hauptquelle ist Lebertran.) Diese Nahrungsergänzungsmittel entfalten ihre höchste Wirkung, wenn sie mit einem Fett kombiniert werden, daher enthalten heutzutage viele Nahrungsergänzungsmittel und Multivitamine in Kapselform ein wenig Öl, um die Absorption zu erleichtern. Falls Ihr Mittel kein Öl enthält, nehmen Sie es mit einem Teelöffel Kokosnussöl, um die optimale Wirkung zu erzielen.

Fangen Sie mit 1000 IE pro Tag an und lassen Sie alle drei Monate Ihren Vitamin-D-Gehalt im Blut messen. Falls Ihr Level zu diesem Zeitpunkt noch nicht im Gleichgewicht ist, sprechen Sie mit Ihrem Arzt oder Heiler über eine andere Herangehensweise.

Kräuter und Nahrungsergänzungsmittel eignen sich wunderbar, um Schmerzen zu lindern, doch um wirklich zu heilen, müssen Sie auf Ihren ganzen Körper achten. Das Fundament für wahre Heilung ist eine gesunde ausgewogene Ernährungsweise, wie wir sie im nächsten Kapitel besprechen werden.

Kapitel 5 Heilung von Schmerzen und Entzündungen durch richtige Ernährung

Was Sie essen und trinken ist ebenso wichtig für Ihre Gesundheit, wie die Heilmittel und die Therapien, für die Sie sich entscheiden. Wie wir bereits erwähnt haben: Wenn Sie Ihre Schmerzen nur oberflächlich behandeln, werden Sie kein allumfassendes Wohlbefinden erlangen. Wenn Sie auf eine ganzheitliche Weise an Ihrer Gesundheit und Heilung arbeiten, werden die Engel Sie unterstützen und Ihnen magische Erlebnisse bescheren.

Die optimale Ernährung für Ihren Körper besteht aus natürlichen Produkten, vor allem biologischem Obst und Gemüse. Vielleicht denken Sie jetzt: *Das hört sich an wie die Dinge, die meine Großmutter gegessen hat!* Und Sie hätten recht damit. Wenn wir 100 Jahre zurückblicken, sehen wir, dass biologische Nahrung nichts Besonderes war – denn es gab (noch) nichts anderes!

Mutter Natur hält die perfekte Nahrung für uns bereit. Wir müssen weder das genetische Material von Pflanzen ändern, noch sie mit künstlich hergestellten Chemikalien »anreichern«. Doch bauen wir unsere Nahrung mittlerweile unter Bedingungen an, bei denen häufig giftige Pestizide und gesundheitsschädigende Düngemittel benutzt werden. Viele Produkte sind mit toxischen Beschichtungen versehen, damit immer mehr davon produziert werden kann und sie in den Regalen der Supermärkte länger halten. Doch nur die wenigsten von uns ziehen die schädlichen Auswirkungen in Betracht, die all dies auf den menschlichen Körper hat.

Ihr logischer Verstand mag Sie vielleicht überzeugen wollen, dass eine biologische Ernährung zu kostspielig ist. Doch wenn Sie den industriell verarbeiteten Müll vermeiden und sich für echte, natürliche Nahrung entscheiden, werden Sie merken, wie gut Sie sich fühlen, wenn Sie naturbelassene Produkte essen. Sie und Ihre Lieben werden nicht nur den Geschmack, sondern auch die Gefühle genießen, die diese gesunde Ernährungsweise hervorruft. Anstatt das Obst in der Schüssel verschimmeln zu lassen, werden Ihre Lieben sich darauf stürzen und mehr davon wollen. Unbewusst ist ihnen klar, dass diese Nahrung eine Heilung von innen heraus ermöglicht.

Wie Sie den Säure-Basen-Haushalt in Ihrem Körper aufrechterhalten

Eine säurearme Ernährung ist eine wunderbare Möglichkeit, chronische Entzündungen aus Ihrem Körper zu beseitigen. Säurehaltige Nahrungsmittel produzieren genau das – metabolische Säure. Ein Übermaß davon kann zu allgemeinem Unwohlsein führen, zusammen mit anderen gesundheitlichen Problemen. Viele Menschen haben eine dramatische Besserung erfahren, indem sie auf eine stärker basisch ausgerichtete Ernährungsweise umgestellt haben.

Gelenkrheumatismus ist eine Erkrankung, die besonders positiv auf eine säurearme Ernährung reagiert. Zudem haben viele meiner (Roberts) Patienten Erleichterung von ihren Symptomen erfahren, nachdem sie nicht länger Produkte aus der Familie der Nachtschattengewächse konsumierten, die entzündungsauslösende Alkaloide enthalten. Unter anderem gehören Kartoffeln, Tomaten, Chilischoten und Auberginen zu dieser Gruppe.

Selbst normale Stoffwechselprozesse produzieren mitunter Säuren, die aufgelöst werden müssen. Fitnesstraining zum Beispiel kann zu einer Ansammlung von Milchsäure führen; die meisten Menschen haben schon einmal den Muskelkater gespürt, der sich ein oder zwei Tage nach intensivem Training einstellt. Ähnliche Schmerzen werden in geringerem Umfang von Säuren ausgelöst, die durch Ihr System fließen. Wenn sich genügend davon angesammelt hat, werden Sie den Schmerz bewusster wahrnehmen.

Arthritis und generelle Steifigkeit in Ihren Gelenken werden durch Säuren hervorgerufen, die sich in diesen Bereichen festsetzen. Osteoarthritis (Gelenkverschleiß) ist durch eine Reduzierung des Knorpels in den Gelenken gekennzeichnet; das kann alle Gelenke im Körper betreffen, einschließlich Finger, Knie, Hüften, Nacken und Rücken. Zum Teil ist diese schmerzhafte Veränderung auf Abnutzung zurückzuführen, doch festsitzende Säuren werden das Gefühl von Schmerz noch verstärken. Sich auf eine basische Weise zu ernähren, wird Ihnen helfen, diese Säuren aus Ihrem System zu waschen.

Säurehaltige Nahrungsmittel verursachen nicht nur Entzündungen, sondern können tatsächlich Kalzium aus Ihren Knochen ziehen. Das macht Ihre Knochen spröde und erhöht die Gefahr von Brüchen. Auch der Schmelz auf Ihren Zähnen kann empfindlicher werden und ist nicht reparabel. Falls Sie Zeichen von geringer Knochendichte bei sich bemerken, wie zum Beispiel Osteoporose oder Osteopenie, prüfen Sie bitte genau Ihre Ernährungsweise.

Es wäre klug, sich eine Liste von basischen und säurehaltigen Nahrungsmitteln zu besorgen. Grundsätzlich sind die meisten grünen Blattgemüse und Früchte basisch, ebenso die Wurzel- und Gemüsesorten aus der Familie der Kreuzblütler. Zu den empfehlenswerten Nahrungsmitteln, die Sie in Ihren Speiseplan einbauen sollten, gehören Knoblauch, Apfelessig, Cayennepfeffer, Zimt, Ingwer und Mandeln. Zu den säureproduzierenden Substanzen, die Sie möglichst meiden sollten, zählen unter anderem gebratene und frittierte Speisen, Fleisch, Zucker,

Milchprodukte, industriell hergestellte Müslisorten, weißes Mehl, künstliche Süßstoffe, Kaffee, kohlensäurehaltige Getränke und Alkohol.

Zitronen unterstützen den basischen Zustand

Obwohl der Gedanke logisch scheinen mag, dass Zitrusfrüchte Säure in Ihrem Körper produzieren, wandeln sie sich in Ihrem Körper um und fördern in Wahrheit einen basischen Zustand. Die Zitrone ist eines jener magischen Nahrungsmittel, das in vieler Hinsicht positiv für Ihre Gesundheit ist. Sie ist extrem antioxidativ, schützt Zellen vor Schäden, verhindert krankhaftes Zellwachstum und kann Entzündungen mindern. Genießen Sie morgens als Erstes den frisch gepressten Saft einer halben Bio-Zitrone in einem Glas warmen Wasser, um Ihre Verdauung in Gang zu bringen und Ihrem Körper zu helfen, überschüssige Säuren abzubauen.
Falls Sie einen leistungsstarken Mixer oder Entsafter haben, können Sie die ganze Zitrone nehmen, auch die Schale, anstatt nur den Saft. Nur achten Sie bitte darauf, die Zitrone vorher sehr gut zu waschen. An den Geschmack müssen Sie sich unter Umständen erst gewöhnen, daher sollten Sie es zunächst vielleicht mit ein oder zwei Zitronenscheiben versuchen. Wenn Sie erst einmal in der Lage sind, den sauren Geschmack zu tolerieren, können Sie die Menge steigern, bis Sie schließlich eine ganze Zitrone täglich konsumieren können. Zitronen sind ungeheuer reinigend; Sie werden sich schon nach ein paar Tagen leichter und klarer fühlen.

Endorphine: Ihr körpereigenes Schmerzmittel

Wenn Sie Schmerzen haben, produziert Ihr Körper sein eigenes Schmerzmittel: Endorphine. Diese Neurotransmitter blockieren den Schmerzverlauf am Hirnstamm und sind eine körpereigene Substanz mit einer opium-ähnlichen Wirkung, vergleichbar mit Morphium. Je mehr Endorphine in Ihrem Körper kreisen, desto weniger Schmerzen werden Sie spüren.

Endorphine werden aus Aminosäuren produziert, natürlichen Verbindungen, die Sie für Ihr Wohlbefinden brauchen. Ihr Körper kann einen Teil davon synthetisch bilden, doch der Rest muss aus Ihrer Nahrung gewonnen werden. Wenn Sie sich proteinreich ernähren, bricht Ihr Körper diese Proteine in die komplette Bandbreite von Aminosäuren auf.

Gute vegane Quellen für Protein sind unter anderem:

- Soja (biologisch, um Chemikalien und genetisch modifiziertes Soja zu vermeiden)
- Reis-Protein (nur biologisch)
- Erbsen-Protein
- Mandeln (einschließlich Mandelmilch und Mandelbutter)
- Quinoa (Inka-Reis)
- Linsen
- Bohnen

Gute nicht-vegane Quellen für Protein – in Maßen genossen – sind unter anderem:

- Milchprodukte
- Eier (von Hühnern aus Freilandhaltung)
- Molkenprotein

Wählen Sie ausschließlich biologische, nicht genetisch modifizierte Produkte, und achten Sie darauf, bei jeder Mahlzeit Protein zu sich zu nehmen, um sich ausreichend mit Aminosäuren zu versorgen. Darüber hinaus können Sie Ihr System auf eine sanfte Art mit allem Nötigen versorgen, indem Sie viel Obst und Gemüse in Bio-Qualität genießen.

Wenn Ihr Speiseplan Ihnen nicht genug Aminosäuren bietet, sollten Sie vielleicht für kurze Zeit ein Nahrungsergänzungsmittel nehmen. Phenylalanin ist eine essenzielle Aminosäure und eignet sich ausgezeichnet als Unterstützung bei der Schmerztherapie, da es das Aufbrechen von Endorphinen verhindert und dadurch ihre Wirkung verlängert. Es gibt zwei Arten von Phenylalanin: *D* und *L*. L-Phenylalanin ist die natürliche Variante, während D-Phenylalanin in Labors synthetisch hergestellt wird. L-Phenylalanin wird schneller absorbiert; jedoch kann es bei sensitiven Personen extrem anregend wirken, also achten Sie genau auf Ihren Gemütszustand, Ihr Angstlevel und Ihre Herzschlagfrequenz. Beginnen Sie mit 500 mg zweimal täglich. Wenn Ihr Körper diese Menge tolerieren kann, steigern Sie die Dosis allmählich (nicht länger als einen Monat) auf dreimal täglich, bevor Sie sie wieder auf 500 mg pro Tag reduzieren. Sie können davon ausgehen, dass Ihre Schmerzen bereits innerhalb der ersten Woche dramatisch abnehmen.

Bitte machen Sie sich bewusst, dass eine ergänzende Zufuhr von Phenylalanin keine wahre Heilung bedeutet. Vielmehr passt es Ihre Reaktionen auf den empfundenen Schmerz an. Die zugrunde liegende Störung kann nach wie vor präsent sein, doch sind Sie besser in der Lage, Ihre tiefere Heilung in Angriff zu nehmen, wenn Ihre Symptome erst einmal unter Kontrolle sind. Also betrachten Sie dies als eine kurzfristige Strategie zur Schmerzbekämpfung, während Sie sich gleichzeitig um die Ursache der Schmerzen kümmern.

Allergien und ernährungsbedingte Unverträglichkeiten

Wenn Sie immer wieder die gleichen Dinge essen, hat Ihr Körper irgendwann genug davon. Es ist tatsächlich möglich, Unverträglichkeiten gegen alles Mögliche zu entwickeln! Wenn Sie jeden Tag Tomaten essen, kann es sehr gut sein, dass Sie eines Tages eine negative Reaktion darauf bekommen. Das ist der Grund, warum Naturheiler ihren Klienten schon seit Langem zu einer »rotierenden« Ernährung raten. Nachdem Sie etwas Bestimmtes gegessen haben – zum Beispiel Tomaten – täten Sie gut daran, sie einige Tage lang zu meiden. Achten Sie auf Abwechslung. Halten Sie nicht an einer bestimmten Mahl-

zeit mit den immer gleichen Zutaten fest. Wir alle haben unsere Lieblingsspeisen, doch wir müssen auch daran denken, was für unseren *Körper* optimal ist.
Etwas zu konsumieren, auf das Sie allergisch sind, führt zu einer Entzündung, was nicht nur jede Menge gesundheitlicher Probleme verursachen kann – Schmerzen, Müdigkeit, Kopfweh und Hautprobleme –, sondern auch die Produktion von Endorphinen anregt. Eine verzwickte Situation, die Ihr Körper Ihnen hier präsentiert. Einerseits schadet das Allergen Ihrem System. Andererseits führt es dazu, dass Sie Endorphine produzieren, die Ihnen ein Wohlgefühl vermitteln – was bedeutet, dass Ihr Körper mehr davon will! Es ist leicht, eine ungesunde Beziehung zu einer Substanz zu entwickeln, auf die Sie allergisch sind. Machen Sie sich bewusst, dass diese Wohlfühl-Hormone nur produziert werden, um Ihrem Körper zu helfen, mit dem Schaden fertig zu werden, den Ihre Ernährungsweise hervorruft.

Mithilfe der Engel ungesunde Essgewohnheiten loslassen

Bitten Sie Ihre Engel, Ihnen zu helfen, ungesundes Verlangen loszulassen. In unserem Buch *Engel Detox* schreiben wir, dass jeder, der um Hilfe bittet, göttlichen Beistand erhält. Die Hilfe kommt zunächst vielleicht nicht in Form eines offensichtlichen Zeichens, doch schon bald werden Sie merken, dass Sie das Verlangen nach diesen ungesunden Dingen verloren haben. Menschen sind plötzlich fähig, Nahrungsmittel und Getränke loszulassen, die sie vorher partout nicht aufgeben konnten. Nachdem sie ihre Engel um Hilfe bitten, gelingt es ihnen, die Produkte ein für allemal aus ihrem Leben zu verbannen!
Um die Hilfe der Engel zu erbitten, begeben Sie sich an einen ruhigen Ort, wo Sie nicht gestört werden. Beginnen Sie, indem Sie sich auf Ihre Atmung fokussieren, und entspannen Sie

Ihren Geist. Dann sagen Sie entweder innerlich oder mit lauter Stimme:

»Lieber Gott, Jesus und Erzengel Raphael, ich bitte euch jetzt um euren Beistand. Bitte seid an meiner Seite, während ich mich meiner Gesundheit verpflichte. Ich möchte alle Schmerzen aus meinem Leben verbannen; mir ist bewusst, dass ich diese Süchte loslassen muss, um mein Ziel zu erreichen. Bitte führt mich durch diesen Heilungsprozess. Ich vertraue euch und weiß, dass ihr stets mein höchstes Gut im Sinn habt.
Danke.«

Jetzt visualisieren Sie, wie die Produkte, die Sie aufgeben wollen, über Ihrem Magen schweben. Vielleicht werden Sie sich hellsichtig dünner Schnüre bewusst, ähnlich wie Spinnwebfäden, die diese Nahrungsmittel und Getränke mit Ihrem Körper verbinden. Raphaels smaragdgrüne Heilungsenergie wird die Schnüre durchtrennen und damit das Verlangen nach diesen Dingen aus Ihrem Leben entfernen.

Unter Umständen werden Sie diverse physische Empfindungen wahrnehmen; oder Sie werden fühlen, wie Raphael Ihren Schmerz heilt. Egal, ob Sie bewusst irgendwelche Empfindungen erleben, die Heilung findet in jedem Fall statt. Die Engel brauchen lediglich Ihre Erlaubnis, um in Ihrem Leben intervenieren zu können. Sobald diese Erlaubnis gegeben ist, können sie ihre heilenden Wunder vollbringen. Von diesem Moment an werden Sie Erzengel Raphael an Ihrer Seite haben, der Sie anleitet und Ihnen zeigt, wie Sie ein schmerzfreies Leben führen können.

Erzengel Raphael ist unser höchster Heiler, der uns nie für unsere Angewohnheiten verurteilt. Er wird voller Mitgefühl mit Ihnen arbeiten und Ihnen helfen, alle ungesunden Produkte für immer loszulassen. Sie werden diese Dinge einfach aufgeben und sie nie wieder in Erwägung ziehen. Es kann sein, dass Sie sich noch ein letztes Mal mit diesen Dingen vollstopfen, aber danach ist es ein für allemal vorbei damit. Möglich ist auch, dass Sie merken, wie Ihr Geschmack sich verändert und Sie nicht länger das gleiche Verlangen verspüren. In welcher Form auch immer dies sich zeigen wird, vertrauen Sie auf den göttlichen Beistand und dass Ihre Engel bei Ihnen sind.

Vielleicht fallen Ihnen auch Unterschiede auf, wenn Sie mit Ihren Freunden oder Lieben essen gehen. Während Sie in der Vergangenheit vielleicht andere Speisen gewählt haben, wollen Sie jetzt lieber etwas Naturbelassenes, Nahrhaftes essen. Zudem werden Sie neue Inspiration am heimischen Herd finden und köstlich schmeckende Mahlzeiten zubereiten. Ihre innere Stimme wird Sie führen, und Sie werden wissen, dass die Engel ihre Hände im Spiel haben.

Die heilende Kraft des Wassers

In der Regel kann ein Mensch wochenlang ohne Nahrung auskommen, doch nur ein paar Tage ohne Wasser. Wasser ist lebenswichtig, damit Sie gesund, glücklich und schmerzfrei bleiben. Aufgrund allgemeiner Stoffwechselprozesse verliert Ihr Körper jeden Tag mehr als einen Liter Wasser. Falls Sie nicht genug trinken, um diesen Verlust auszugleichen, hält Ihr Körper an so viel Flüssigkeit wie möglich fest, was die Reduzierung von Schwellungen problematisch macht. Je mehr Sie trinken, desto leichter ist es für Ihr System, Toxine und entzündliche Stoffe auszuspülen.

Ihr Gehirn ist das Zentrum Ihres Nervensystems, und es braucht Wasser, um richtig arbeiten zu können. Ausreichende Hydration ist von entscheidender Bedeutung, damit Ihre körperlichen Funktionen reibungslos ablaufen. Sonst werden Sie feststellen, dass Sie müde sind und unfähig, sich zu konzentrieren. Es wird Ihnen schwerer fallen, sich auf positive und liebevolle Gedanken zu fokussieren; Ihre Stimmung schlägt ins Depressive um; und Ihre Verbindung mit den Engeln kann verzerrt sein. Indem Sie Ihren Körper und Ihr Gehirn mit dem nötigen Wasser versorgen, werden Sie sich unbeschwerter Gedanken und einer dauerhaften Verbindung mit der Ebene der Engel erfreuen.

Oft verwechseln Menschen Durst mit Hunger und essen etwas, anstatt ihren Körper mit lebenswichtigem Wasser zu versorgen. Wenn Sie »hungrig« sind, nehmen Sie sich einen Moment Zeit, um sich auf Ihren Körper einzustimmen. Trinken Sie ein Glas Wasser und prüfen Sie, ob das Gefühl des Hungers nach fünf Minuten weg ist. Unter Umständen werden Sie überrascht sein zu sehen, wie oft Ihr Verlangen nach Nahrung durch das Trinken von Wasser gestillt werden kann!

Wenn Sie Ihren Wasserkonsum messen und entsprechend viel trinken, stellen Sie damit sicher, dass Ihr Körper ausreichend hydriert ist. Ungefähr 30 ml pro Kilo Körpergewicht täglich ist optimal. Besorgen Sie sich eine Wasserflasche aus Glas oder nicht rostendem Stahl, die Sie bei Ihren täglichen Aktivitäten mitnehmen können, und vergessen Sie nicht, die Flasche regelmäßig aufzufüllen.

Sie können dafür sorgen, dass Ihnen das Wassertrinken noch mehr Spaß macht, indem Sie geringe Mengen frisch gepresster Bio-Säfte hinzufügen, oder Scheiben frischer Bio-Zitrone und -Limone. Kombinieren Sie das Ganze mit frischen biologisch-kontrollierten Pfefferminzblättern, und Sie haben den perfekten kühlen Trunk für heiße Sommertage.

Die Qualität Ihres Trinkwassers

Während es von entscheidender Bedeutung ist, adäquate Mengen Wasser zu trinken, ist die Qualität des Wassers für Ihre Gesundheit ebenso wichtig. Hierzu gibt es ein einfaches Experiment: Achten Sie darauf, wie oft Sie auf die Toilette gehen müssen. Wenn Sie ein großes Glas Wasser getrunken haben, fühlen Sie dann bereits nach einer halben Stunde das Bedürfnis, aufs Klo zu gehen? Bei Wasser von hoher Qualität werden Sie wahrscheinlich erst nach einer Stunde oder länger gehen müssen und dann weniger Wasser verlieren, als Sie getrunken haben. Das ist der Beweis, dass das Wasser nicht nur einfach durch Ihren Körper geflossen ist, sondern stattdessen für wichtige Stoffwechselprozesse genutzt wurde.

Finden Sie heraus, wie es mit der Qualität Ihres örtlichen Trinkwassers bestellt ist – vielleicht werden Sie überrascht sein festzustellen, wie minderwertig es ist. Falls Sie sich für Flaschenwasser entscheiden, erkundigen Sie sich danach, woher es kommt und wie es vorbereitet wurde; viele Hersteller setzen ihrem Wasser Chemikalien hinzu. Die beste Option ist natürliches Quellwasser, das aus einer unterirdischen Quelle kommt und direkt vor Ort in Flaschen abgefüllt wird. Dieses Wasser wird keine starken Chemikalien oder Schadstoffe aufweisen, so wie es bei behandeltem Wasser der Fall ist. Naturbelassenes Wasser enthält die Mineralstoffe und Spurenelemente, die Ihr Körper braucht. Es gibt viele seriöse Firmen, die Quellwasserspender für zu Hause anbieten. Achten Sie darauf, dass die Behälter für das Wasser aus BPA-freiem Plastik hergestellt wurden. Im nächsten Kapitel werden wir näher auf die Gefahren von Bisphenol A (BPA) eingehen.

Prüfen Sie die Mineralstoff-Liste Ihres Wassers, um sicherzugehen, dass es nicht nur Natrium und Chlorid enthält. Wenn auch ein geringer Anteil von Natrium nötig ist, sollte es nicht das einzig vorhandene Mineral sein. Wasser von guter Qualität wird zudem geringe Spuren von Kalzium, Magnesium und Potassium aufweisen, was Ihrem Körper hilft, das Wasser, das Sie trinken, zu absorbieren. Das ist der Grund, warum gereinigtes und destilliertes Wasser, wenn auch besser als Leitungswasser, dennoch nicht ideal ist. Diese Wasser hören sich vielleicht »sauber« an, doch sind sie prozessiert worden, um alle Mineralstoffe zu entfernen. Es gibt einen Kompromiss: Filtern Sie Ihr Wasser und fügen Sie anschließend durch Zugabe von Salz die Minerale wieder zu! Dabei sollten Sie allerdings beachten, dass die meisten Salze industriell verarbeitet wurden und auf diese Weise alle Mineralstoffe verloren haben. Es ist wichtig, nur hochqualitatives Keltisches Salz, Atlantisches Salz, Himalaya-Salz oder Totes-Meer-Salz zu nehmen. Geben Sie einfach eine kleine Prise davon in Ihr Wasser und schütteln Sie es gut.

Natürliche Aufrechterhaltung Ihres Elektrolytehaushalts

Elektrolyte sind spezielle Mineralstoffe, die Ihr Körper für die Nerven- und Muskelfunktion, Hydration, die Regulierung des pH-Wertes im Blut, den Blutdruck sowie die Reparatur verletzten Gewebes benötigt. Durch Schwitzen verlieren Sie Elektrolyte, und wenn Sie einen Elektrolytemangel haben, kann es sein, dass Schmerzen, Muskelzucken und Benommenheit die Folge sind.

Ich (Robert) habe diese Symptome nach anstrengenden Trainingssessions im Fitnesscenter gespürt. Zunächst dachte ich, dass ich einen Magnesiummangel hatte, also nahm ich mehrere Wochen lang ein hochqualitatives Nahrungsergänzungsmittel. Es wurde etwas besser, doch ich litt immer noch unter allen möglichen Wehwehchen, die einfach nicht weggehen wollten. Ich hatte das Gefühl, als würde ich beim Trainieren mehr Schaden als Gutes anrichten. Ich wusste intuitiv, dass irgendetwas mit mir nicht stimmte.

Meine Kräuterheilmittel-Apotheke ist gut sortiert, was bedeutet, dass ich eine Vielzahl an Nahrungsergänzungs- und Kräutermitteln zur Verfügung habe. Doch meine Engel sagten mir, dass sie alle nicht das Richtige für meine Situation waren. Ich meditierte und bat den Himmel um Hilfe bei meinem Versuch, herauszufinden, was mit mir los war und wie ich es ändern konnte. Was war es, das mir so viel Unwohlsein und schlaflose Nächte bescherte?

Die Engel sagten, dass ich ständig Elektrolyte verlor. Ich vertraute ihrer Botschaft; schließlich machte sie Sinn! Wenn Sie trainieren, schwitzen Sie und verlieren dadurch diese wertvollen Mineralstoffe. Das ist der Grund, warum Sportdrinks damit angereichert sind. Ich war jedoch nicht bereit, irgendwelche künstlich kolorierten, aromatisierten, gesüßten »gesunden Getränke« zu konsumieren! Ich begab mich auf die Suche nach natürlichen Nahrungsergänzungsmitteln, musste aber feststellen, dass es keine zu kaufen gab. Allerdings gibt es diverse Obstsorten, die reich an Elektrolyten sind, zum Beispiel Zitronen und Limonen, also fing ich an, sie in meine morgendlichen Säfte zu geben, und stellte schnell einen eklatanten Unterschied in meinem Wohlbefinden fest.

Außerdem leiteten die Engel mich an, Himalaya-Salz zu benutzen. Himalaya-Salz, Keltisches Salz, Atlantisches Salz und Totes-Meer-Salz enthalten die nötigen Elektrolyte, und es reicht, wenn Sie eine winzig kleine Prise in Ihre Wasserflasche geben. Das Wasser sollte nach Möglichkeit nicht übermäßig salzig schmecken; zudem können Sie mit einer Scheibe Zitrone oder Limone noch mehr Geschmack hinzufügen und das Ganze sogar noch gesünder machen.

Wenn ich heute trainiere, merke ich, dass ich größere Ausdauer habe. Mein Körper tut, was mein Gehirn ihm sagt, und ich kann intensive Workouts absolvieren, ohne dass mir in den Tagen danach alles wehtut. Daher versuchen Sie bitte, Ihren Elektrolytehaushalt in einem natürlichen Gleichgewicht zu halten, und Ihr Körper wird es Ihnen danken, indem Sie sich rundum wohler fühlen.

Zuweilen erscheinen Veränderungen in Ihrer Lebensweise als eine große Herausforderung, doch sind sie nur zu Ihrem eigenen Besten. Was sind Sie bereit zu tun, um sich für immer von Schmerzen zu befreien?

Wir befolgen viele der Übungen in diesem Buch selbst und haben oft ergreifende Geschichten von Klienten auf der ganzen

Welt gehört. Wenn Sie die nötigen Schritte tun, wird sich Ihr Leben auf wundersame Weise verändern. Mit der Entscheidung, gesund werden zu wollen, werden Sie empfänglich für Wunder. Indem Sie Chemikalien in jeder Form aus Ihrem Leben verbannen, zeigen Sie dem Universum, dass es Ihnen ernst ist mit der Absicht, sich wohlzufühlen, und dass Sie bereit sind, schmerzfrei zu leben.

Kapitel 6
Schmerzfrei durch Entgiftung

Ihr Körper ist Ihr Fortbewegungsmittel hier auf Erden. Sie müssen ihn gut behandeln, damit er Ihnen optimal dienen kann. Wenn Sie ihm kontinuierlich Nahrung von minderwertiger Qualität zuführen, wie können Sie dann erwarten, die Vitalität zu erlangen, die Sie sich wünschen? Mit Ihrem Körper verhält es sich wie mit Ihrem Auto – kümmern Sie sich gut um ihn, geben Sie ihm alles, was er braucht, und er wird Ihnen zuverlässig dienen. Durch den Akt der Entgiftung beseitigen Sie Substanzen aus Ihrem Leben, die Ihre Vitalität beeinträchtigen. Häufig werden bei einer Entgiftung Kräuter und natürliche Nahrungsergänzungsmittel genommen, um den Reinigungsprozess zu unterstützen.

Toxine führen zu Entzündungen, die wiederum Schmerzen und Krankheiten nach sich ziehen. Doch es gibt eine einfache und wirkungsvolle Lösung für dieses Problem: Beseitigen Sie die Toxine, und Sie beseitigen den Schmerz! Sie müssen sich nicht einer strengen oder übermäßig einschränkenden Reinigungskur unterziehen. Vielmehr werden Sie feststellen, dass Sie die Entgiftung genießen, weil Ihr Körper sich anschließend so gut fühlt.

Lassen Sie die Substanzen los, die Ihnen Schaden zufügen. Keine Schmerzen mehr zu haben – ist es das nicht wert? In diesem Moment sagt Ihnen Ihr Ego vielleicht, dass es nicht nötig sein sollte, so etwas »tun zu müssen«. Aber könnten Sie es nicht einfach mal versuchen? Anstatt Ihren Körper mit Medikamenten vollzupumpen, nur um den Tag zu überstehen, wäre es nicht viel schöner, schädliche Substanzen, Gewohnheiten und sogar Beziehungen loszulassen? Wir glauben ja. Wir sind leidenschaftlich daran interessiert, sauber und gesund zu leben, denn wir haben die Vorteile selbst erfahren. In diesem Augen-

blick denken Sie vielleicht, dass Sie etwas aufgeben – doch in Wahrheit gewinnen Sie unglaublich viel mehr.
Wenn Sie lange Zeit Schmerzmittel genommen haben, ist eine Leberreinigung nötig. (In diesem Kapitel empfehlen wir Ihnen Kräuter, mit denen Sie Ihre Leber reinigen können.) Es ist jedoch wichtig anzumerken, dass eine Leberreinigung jegliche Medikation sehr schnell aus Ihrem System entfernen wird, was zu einer vorübergehenden Verschlimmerung des Zustandes führen kann, aufgrund dessen Sie die Medikamente nehmen. Es ist essenziell, dass Sie sich Hilfe holen und den Prozess überwachen lassen. Arbeiten Sie mit einem Arzt oder Heiler Ihres Vertrauens zusammen, der umfassend mit ihrem Gesundheitszustand und Ihrer Medikation vertraut ist und sich ebenso wünscht, dass Sie völlig schmerzfrei sind.

Spezielle Kräuterheilmittel zur Entgiftung

Die folgenden Heilkräuter sind für ihre Reinigungsfähigkeit bekannt. Ihre Funktionsweise wird von Fachleuten manchmal als »alterativ« (umstimmend) oder auch »depurativ« (ausscheidend) bezeichnet, was bedeutet, dass sie das Blut reinigen. Diese Kräuter unterstützen die Entgiftung, indem sie die Ausscheidung von Abfallprodukten ermöglichen und vermeiden, dass sich Stoffwechsel-Toxine im Körper ansammeln. Die Beseitigung dieser Giftstoffe sorgt dafür, dass Entzündungen verschwinden.

Berberitze *(Berberis vulgaris)* hilft, den Magen zu heilen und stärkt das Verdauungssystem. Das macht es Toxinen schwerer, in den Blutstrom zu gelangen. Außerdem regt sie die Leber an und hilft dem Körper, unerwünschte Chemikalien auszuspülen. Berberitze ist kein besonders gut schmeckendes Kraut. Seine Heilwirkung scheint sich jedoch am besten zu entfalten, wenn Sie in der Lage sind, seinen bitteren Geschmack zu tolerieren. Daher sollten Sie für den größtmöglichen therapeutischen Segen das Heilkraut mit Wasser nehmen und nicht mit einem intensiv aromatischen Saft.

Brennnessel *(Urtica dioica* oder *Urtica urens)* ist ein hochwirksames Kraut zur Entgiftung. Seine Extrakte enthalten Vitamine und Mineralstoffe, die die Produktion von neuen Blutzellen fördern. Die Brennnessel entfaltet ihre Wirkung über die Haut, daher sollten Sie möglichst regelmäßig trainieren, wenn Sie dieses Heilkraut nehmen, damit Sie die Toxine durch die Haut ausschwitzen können.
Seit Jahrhunderten haben die Menschen Brennnesseln benutzt, um Giftstoffe zu beseitigen, indem sie ihre nackte Haut mit einem Büschel Nesselblätter peitschten. Die so entstandenen Blasen und Ausschläge wurden als Giftstoffe und Abfallprodukte betrachtet, die dabei waren, den Körper zu verlassen. Tatsächlich enthalten die feinen Nadeln auf den Blättern Histamin, das zu einem leichten Hautausschlag führt. Histamin ist verantwortlich für allergische Reaktionen, daher setzt die moderne Medizin verstärkt auf Antihistamin, wenn es darum geht, Allergien zu behandeln. Es ist interessant festzustellen, dass Brennnessel, wenn sie als Tinktur oder Tee genommen wird, Allergien und Heuschnupfen erleichtert. Ein weiteres Beispiel für die Wunder von Mutter Natur.

Indischer Wassernabel *(Centella asiatica)*, auch als Gotu Kola oder Tigergras bekannt, regt auf sanfte Weise den Blutkreislauf bis in die Spitze Ihres Kopfes an. Es bricht Narbengewebe auf, reduziert auf diese Weise Entzündungen und trägt zu größerer Flexibilität bei. Zudem bringt der Indische Wassernabel das Nervensystem ins Gleichgewicht und schenkt in seiner Eigenschaft als Gehirnnahrung größere Klarheit. (Es gibt Berichte über antike Herrscher, die jeden Tag ein Blatt vom Indischen Wassernabel kauten und bis zu 200 Jahre alt wurden.)

Klette *(Arctium lappa)* beseitigt Toxine aus dem Körper, indem es sie durch den Harntrakt ausspült. Dieses Kraut hilft bei Kopf- und Gichtschmerzen. Es kann bei übersäuerten Zuständen wie Arthrose, Muskelkater und Entzündungen helfen, indem es alte Giftstoffe und Säuren auflöst, die Ihr Körper gespeichert hat. Diese Abfallprodukte können zu Hautproblemen führen, und die Klette hilft Ihrem Körper, sich selbst zu reinigen.

Kletten-Labkraut *(Galium aparine)* ist ein Heilkraut, das in die tiefen Schichten des Körpers geht, um Toxine aus der *intra*zellulären Matrix zu beseitigen. Viele Reinigungskräuter sind bekannt dafür, Giftstoffe aus der *extra*zellulären Matrix zu lösen, der Flüssigkeit, die Ihre Zellen umgibt. Kletten-Labkraut hingegen beseitigt Abfallprodukte aus dem Inneren der Zellen und hilft Ihrem Körper, sie auszuleiten.
Dieses Heilkraut ist extrem reinigend. Es kann alte Ursachen von Schmerzen auflösen, die Sie jahrelang mit sich herumgetragen haben. Es sollte jedoch langsam und sanft angewandt werden. Falls Sie sich noch nie entgiftet haben, sollten Sie zunächst andere Methoden probieren, bevor Sie sich entschließen es mit Kletten-Labkraut zu versuchen. Falls Ihr Körper an alten Stoffwechsel-Abfallprodukten festhält, würde eine Entgiftung mit diesem Heilkraut unter Umständen Symptome und Nebenwirkungen hervorrufen.

Krauser Ampfer *(Rumex crispus)* beseitigt Toxine über den Darm. Nehmen Sie ihn in geringer Dosierung, da größere Mengen eine abführende Wirkung haben können. Er wirkt sowohl bei chronischen Hautproblemen als auch bei einem toxisch belasteten Darm; denn wenn Ihr Körper nicht in der Lage ist, Giftstoffe durch die Haut zu entlassen, gehen sie zurück in den Blutkreislauf, was zu Hautproblemen führen kann. Zudem eignet er sich gut zur Behandlung von Arthrose, die häufig mit schmerzhaften Irritationen der Haut an den betreffenden Gelenken einhergeht.

Sonnenhut *(Echinacea angustifolia* oder *Echinacea purpurea)* ist vor allem unter dem Namen Echinacea eines der bekanntesten Heilkräuter der Welt. Es stimuliert das Immunsystem und schickt weiße Blutkörperchen auf die Jagd nach allem, was schädlich ist. Es zirkuliert durch das Lymphsystem und hilft, Giftstoffe aus dem Körper zu spülen. Danach unterstützt es den Körper bei der Reparatur eventueller Schäden.

Verschiedenfarbige Schwertlilie *(Iris versicolor)* löst toxische Ansammlungen im Lymphsystem auf und bringt Entzündungen zum Verschwinden. Dieses Heilkraut hilft der Lymphe – eine Flüssigkeit in Ihrem Körper, die für die Abwehrkräfte verantwortlich ist – freier zu zirkulieren. Anschließend werden die Giftstoffe durch die Leber verarbeitet und über den Darm ausgeleitet. Darüber hinaus trägt dieses Kraut zu einer ausgewogenen Flüssigkeitszufuhr bei und eignet sich vorzüglich zur Behandlung chronischer Hautprobleme.

Wiesen-Klee *(Trifolium pratense)* beseitigt Giftstoffe aus dem Körper und reguliert den weiblichen Hormonhaushalt. Dieses Heilkraut eignet sich besonders gut für die Wechseljahre und die Zeit danach. Unausgewogene Hormonspiegel können zu Stimmungsschwankungen und verminderter Energie und Vitalität führen, was wiederum zur Folge haben kann, dass Sie Ihren Fokus verlieren und schädliche Gewohnheiten annehmen. Wiesen-Klee stellt Gleichgewicht her, wo es aus den Fugen geraten ist, und sorgt dafür, dass Sie bestens auf Ihren wundervollen Körper achten.

Kräutermedizin für die Leber

Wenn es scheint, als könnte nichts Ihre Schmerzen heilen, sollten Sie vielleicht eine Leberreinigung in Erwägung ziehen. Dieses Organ speichert alte Giftstoffe und Energien, die Sie möglicherweise daran hindern, geheilt zu werden. Die Leber tut dies als eine Art Dienstleistung, um sicherzugehen, dass die Toxine Ihnen keinen größeren Schaden zufügen. Wenn sich jedoch zu viele Giftstoffe in der Leber ansammeln, wird dies zu einem Hindernis bei der Heilung von Schmerzen. Wenn Sie also schon alles versucht haben, um Ihre Beschwerden loszuwerden, ohne dass es etwas gebracht hat, ist der Zeitpunkt gekommen, die Situation aus einem anderen Blickwinkel zu betrachten und sich auf Ihre Leber zu fokussieren.

Wenn Sie Ihre Leber reinigen wollen, tun Sie es am besten unter Aufsicht eines Arztes oder Heilers. Die üblichen Entgiftungsprodukte in Naturkostläden und Apotheken sind nicht spezifisch genug. Und vergessen Sie nicht: Falls Sie irgendwelche Medikamente nehmen, werden diese bei einer Leberreinigung höchstwahrscheinlich ausgespült. Das mag bei Ihnen nicht der Fall sein, doch ist es immer ratsam, genau nachzuprüfen – wie gesagt, fügen Sie sich keinen Schaden zu!

Die Leber ist das hauptsächliche Organ zur Entgiftung. Toxine werden von der Leber verarbeitet und abgebaut, damit sie sicher beseitigt werden können. Eine Leberreinigung besteht aus zwei Phasen. In der ersten Phase verbinden sich Enzyme mit den Giftstoffen, um sie wasserlöslich zu machen. (Umwelt-Toxine sind häufig fettlöslich, was es dem Körper schwerer macht, sie auszuleiten.) In der zweiten Phase werden die Toxine mit organischen Bestandteilen gemischt und in die Galle geleitet. Anschließend spült Ihr Körper sie durch den Darm aus.

Die Leber ist eines der wenigen menschlichen Organe, die sich regenerieren können. Wenn sie beschädigt oder durch eine Operation teilweise entfernt wurde, kann sie wieder auf ihre

ursprüngliche Größe anwachsen. Dies ist ein wunderbares, liebevolles Geschenk unseres Schöpfers für ein glückliches, gesundes Leben.
Die folgenden Kräuter eignen sich besonders gut für eine Entgiftung der Leber.

Berberitze *(Berberis vulgaris)* hilft bei der Entgiftung des Körpers, indem sie die Produktion von Gallenflüssigkeit anregt, die dem Körper hilft, Toxine auszuscheiden.

Chinesisches Spaltkörbchen *(Schisandra chinensis)* ist Nahrung für die Nerven und bringt Ihre Energie ins Gleichgewicht. Es unterstützt die Leber in den beiden Phasen der Entgiftung. Nehmen Sie dieses Heilkraut, wenn Sie gestresst und erschöpft sind, eine Entgiftung aber unbedingt notwendig ist.

Kalmegh *(Andrographis paniculata)* stärkt die Immunkräfte. Es bekämpft Infektionen, vor allem Infektionen der Leber. Es beschützt Ihre kostbare Leber vor Schaden.

Kurkuma *(Curcuma longa)* steigert die Wirkung beider Phasen der Leberentgiftung und hilft dem Körper, Toxine durch die Galle auszuleiten. Zudem ist sie ein ausgezeichnetes Antioxidans mit einer entzündungshemmenden Wirkung. Kurkuma ist ein sehr heilkräftiges und gehaltvolles Kraut.
Die Wirkung von Kurkuma kann noch gesteigert werden, wenn es zusammen mit Fett genommen wird. Was bedeutet, dass Sie das Pulver mit Kokosnussmilch, Öl oder Bio-Joghurt mischen können, bevor Sie es einnehmen. Kurkuma in Tabletten- oder Kapselform kombinieren Sie am besten mit einem »guten« Fett, wie zum Beispiel einer Handvoll Mandeln in Bio-Qualität, etwas Avocado oder einfach Joghurt.

Löwenzahnwurzel *(Taraxacum officinale)* regt die Verdauung an. Sie veranlasst die Leber zu arbeiten und fördert eine adäquate Darmfunktion. Aufgrund ihrer geerdeten Energie eignet sich die Löwenzahnwurzel wunderbar für eine Entgiftung, da sie verhindert, dass Sie Ihren Fokus verlieren oder verzagen. Eine Entgiftung kann manchmal ein langer Weg sein; doch wenn Sie sich nicht entmutigen lassen und dranbleiben, werden Sie wundervolle Effekte für Ihre Gesundheit erzielen.

Mariendistel *(Silybum marianum)* ist das ultimative Kraut für die Leber und segensreich für alle Aspekte der Funktion dieses wichtigen Organs. Sie bringt die Leber dazu, sich selbst zu heilen und wiederherzustellen, und beugt Schäden durch Medikamente, Drogen und andere Giftstoffe vor. Untersuchungen haben die schützenden Eigenschaften von Mariendistel bewiesen, sogar gegen so starke Gifte wie das des Grünen Knollenblätterpilzes. Viele Menschen nehmen dieses Kraut, bevor sie Alkohol trinken; sie behaupten, dass es dafür sorgt, dass sie nicht so schnell betrunken werden. Doch auch wenn dieses segensreiche Heilkraut hilft, die Leber zu schützen, sollten Sie es nicht als Entschuldigung benutzen, um schädliche Substanzen oder Alkohol in exzessiven Mengen zu konsumieren.

Rosmarin *(Rosmarinus officinalis)* verbessert Erinnerungsvermögen und Konzentration, indem er Ihr Gehirn besser mit Blut versorgt. Außerdem unterstützt er die zweite Phase der Leberentgiftung. Rosmarin ist ein wirksames Heilkraut, wenn Sie Ihre Emotionen entgiften wollen. Es unterstützt Ihr Nervensystem und bekämpft die Toxine.

Sichelblättriges Hasenohr *(Bupleurum falcatum)* schützt die Leber, hemmt Entzündungen und bringt das Immunsystem ins Gleichgewicht. Es eignet sich wundervoll für die Heilung autoimmuner Beschwerden, die mit der Leber zu tun haben.

Verschiedenfarbige Schwertlilie *(Iris versicolor)* wird bei Verdauungsinsuffizienz der Leber angewandt, zu deren Symptomen Verstopfung, Übelkeit und Kopfschmerzen gehören können. Sie regt die Sekretion von Gallenflüssigkeit an, um die Verdauung zu verbessern.

Leberreinigender Tee aus Löwenzahnwurzel

Ein einfaches Mittel zur Entgiftung besteht darin, Löwenzahnwurzel-Tee zu trinken (manchmal auch Löwenzahn-Kaffee genannt). Dieser Kräutertee nährt Ihr Verdauungssystem und regt die Leber an, alles auszuscheiden, was sie nicht länger benötigt. Dieser Tee wird aus der *Wurzel* des Löwenzahns gebraut, da die Blätter keine besondere Wirkung auf die Leber haben.

Dieser heilende Kräuteraufguss stimuliert die Verdauung und unterstützt die Leber, damit sie richtig arbeiten kann. Löwenzahn ist ein erdendes Kraut, das die Achtsamkeit zurück in den Körper bringt. Indem Sie eine oder zwei Tassen täglich trinken, verstehen Sie besser, was Ihr Körper wirklich will und braucht. Zum Beispiel werden Sie bei einem Mangel an B-Vitaminen ein Verlangen nach Kohlenhydraten haben; oder nach Zucker, wenn es Ihnen an Magnesium mangelt. Ihr Körper verlangt jedoch nicht wirklich nach nährstoffarmen Kohlenhydraten in Form von Nudeln oder Brot, sondern nach den Vitaminen in naturbelassenem Getreide und Gemüse.

Dieser Tee zeichnet sich durch einen sehr erdigen Geschmack aus. Sie können den Geschmack etwas angenehmer gestalten, indem Sie den Kräuteraufguss mit Honig in Bioqualität, Agaven-Sirup oder rohem Kokosnuss-Sirup süßen. Vermeiden Sie möglichst Kristallzucker, künstliche Süßstoffe oder Milch. Wenn dieser Tee auch anders schmeckt als die Tees, an die Sie gewöhnt sind, betrachten Sie ihn als Medizin. Die Tasse, die vor Ihnen auf dem Tisch steht, wird Ihnen bessere Gesundheit und Verständnis für die Bedürfnisse Ihres Körpers bringen.

Und Sie müssen nichts anderes tun, als einen Teelöffel getrockneter, biologischer Löwenzahnwurzel in eine Tasse kochendes Wasser zu geben. (Um den Geschmack zu variieren, können Sie auch geröstete Bio-Löwenzahnwurzel nehmen.) Lassen Sie den Aufguss zehn Minuten ziehen, bevor Sie einen Schluck nehmen und fügen Sie bei Bedarf Zucker, Sirup oder Honig in Bioqualität hinzu.

Ich (Robert) empfinde den Geschmack nicht als so abstoßend, und die Vorteile wiegen ihn mehr als auf. Ich persönlich ziehe es vor, den Tee zunächst ein wenig abkühlen zu lassen. Auf diese Weise ist er nicht heiß, sondern nur warm und lässt sich leichter trinken. Wenn Sie wollen, können Sie auch ein wenig ausgepressten Zitronensaft hinzufügen, doch ich ermutige Sie, den Tee zuerst ohne irgendwelche Zusätze zu versuchen.

Reinigung von Parasiten

Häufig sind Parasiten die Auslöser nicht diagnostizierter Schmerzen. Diese Organismen leben auf oder im Körper eines Menschen, bekommen ihre Nahrung auf Kosten des Wirtes und verursachen eine Vielzahl von gesundheitlichen Beschwerden. Weitverbreitete Symptome sind Verdauungsstörungen und Bauchkrämpfe. Wenn Sie im Ausland waren, vor allem in den Tropen, oder wenn Sie rohen oder halb garen Fisch gegessen haben, kann es sein, dass sich Parasiten angesiedelt haben.

Diese winzigen Lebewesen können großen Schaden anrichten, dessen Ursprung oft nicht erkannt wird. Sie saugen nicht nur Nährstoffe aus dem Körper, sondern scheiden toxisches Material in den Blutkreislauf aus. Das kann sich negativ auf Ihr Nervensystem, Ihre Energie und Gemütslage auswirken. Die Symptome einer parasitären Infektion können viele andere Gesundheitsprobleme nachahmen, beispielsweise Arthritis, die auf keine Behandlung reagiert. Bei jemandem, der unter Arthritis leidet und durch konventionelle Behandlungsformen keine Erleichterung findet, mag das Problem in Wahrheit Parasitenbefall sein. Bestimmte Parasiten können sich in die sensitiven Flüssigkeiten Ihrer Gelenke (auch Gelenkschmiere genannt) einkapseln und Schäden durch Entzündungen verursachen, die Schmerzen zur Folge haben. Außerdem können sie sich in Muskeln festsetzen und einen generellen Schmerzzustand herbeiführen, dessen Ursache nicht einfach zu diagnostizieren ist. Viele Menschen denken bei Parasiten an Reisen in die Dritte-Welt-Länder, doch sie grassieren ebenso in den Industriestaaten. In den USA werden jedes Jahr mehr als zwei Millionen Fälle von Giardiose (Dünndarm-Parasiten) und mehr als eineinhalb Millionen neue Fälle von Toxoplasmose diagnostiziert. Die Parasiten der Gruppe *Toxoplasma gondii* verursachen Toxoplasmose, zu deren Symptome ein verstärkt extrovertiertes und leichtsinniges Verhalten gezählt wird. Das Center for Disease Control and Prevention in den USA hat eine Verbindung zwischen Infektionsraten und dem Auftreten von Schizophrenie festgestellt, da diese Parasiten einen Einfluss auf das Verhalten auszuüben scheinen. Persönlichkeitsveränderungen werden mit ihnen in Verbindung gebracht, wobei die Persönlichkeit eines Menschen sich immer mehr verändert, je länger er infiziert ist.

Es gibt zwei weitverbreitete Methoden zur Behandlung bei Parasiteninfektion. Die erste besteht darin, Kräuter in hohen Dosierungen zu nehmen, um alle lebenden Organismen zu eliminieren. Das wird in der Regel ungefähr eine Woche lang durchgeführt. Bei der zweiten Methode nimmt man geringere Mengen der Kräutermedizin, dafür aber länger, um auf diese Weise sowohl die ausgewachsenen Parasiten als auch eventuelle Eier abzutöten. Unserer Meinung nach ist eine Kombination dieser beiden Methoden die wirksamste Herangehensweise: Sie beginnen mit einer hohen Dosis, die Sie nach einer Woche reduzieren und setzen anschließend die Behandlung einen Monat lang fort.

Am besten ist es, Rat und Unterstützung von einem erfahrenen Arzt oder Heiler zu suchen. Ihr Heilpraktiker oder Kräuterexperte wird in der Lage sein, eine auf Sie persönlich zugeschnittene Mischung herzustellen. Darüber hinaus gibt es diverse wundervolle Tabletten- und Kapselzubereitungen, die große Mengen der nachfolgenden Kräuter beinhalten. Vielleicht finden Sie diese Kräuterzubereitungen in Ihrem Naturkostladen; anderenfalls wird Ihr Naturheiler Ihnen wahrscheinlich noch etwas Stärkeres anbieten können.

Gewürznelke *(Syzygium aromaticum)* eignet sich perfekt für die Reinigung bei Parasitenbefall, da sie eine besonders breit gefächerte Wirkung hat. Sie greift zwei Phasen des Lebenszyklus' von Parasiten an, indem sie den Körper von den lebenden Organismen befreit und die Umhüllung der Eier durchdringt. Dieses Kraut ist hochwirksam bei der Beseitigung von hartnäckigen Parasiten, indem es die Wände durchbricht, mit denen sich manche Organismen zum Schutz umgeben.

Kanadische Orangenwurzel *(Hydrastis canadensis)* hat nur in hoher Konzentration die Fähigkeit, Parasiten zu beseitigen. Die hauptsächliche Heilwirkung dieses Krauts besteht darin, die Magen- und Darmschleimhaut zu reparieren. Es kräftigt Ihren Magen und Darm, damit toxische Substanzen nicht in Ihren Blutkreislauf gelangen können. Die Orangenwurzel sollte Teil Ihrer Reinigung sein, doch als letzter Schritt, nachdem die Parasiten beseitigt sind.

Myrrhe *(Commiphora molmol)* schmeckt scheußlich, eignet sich aber vorzüglich zur Beseitigung von Parasiten. Am besten nimmt man sie in hohen Dosierungen, aber nur für kurze Zeit.

Schwarznuss *(Juglans nigra)* eignet sich besonders zur Beseitigung von Darmwürmern.

Wermut *(Artemisia absinthium)* wird benutzt, um Würmer und andere Darmparasiten zu beseitigen. Als sensitiver Mensch werden Sie vielleicht merken, dass Sie nur geringe Mengen dieses Krauts tolerieren können. Der bekannte Heilkräuterexperte Matthew Wood empfiehlt, nur einen Tropfen der Tinktur ein- oder zweimal pro Woche zu nehmen.
Einjähriger Beifuß *(Artemisia annua)* wird in der Regel besser vertragen. Dieses Kraut wird speziell gegen Reisedurchfall benutzt, der in der Regel die Folge einer Infektion durch Parasiten ist.

Wie Sie Giftstoffe aus Ihrem Leben entfernen

Alle Ihre Bemühungen, sich zu entgiften, werden letzten Endes umsonst sein, wenn Sie – ohne sich dessen bewusst zu sein – Ihrem Körper weiterhin Toxine zuführen. Überlegen Sie genau, ob die folgenden Substanzen Teil Ihrer gesunden Lebensweise sein sollten.

Fluoride

Fluoride sind Salze, die sowohl den meisten Zahnpasten als auch dem Trinkwasser in vielen Städten weltweit hinzugefügt werden, mit dem Versprechen, dass sie Karies vorbeugen. Wenn man jedoch Daten aus Ländern, die ihr Wasser fluoridieren, mit jenen vergleicht, die das nicht tun, wird deutlich, dass es keinen Unterschied in der Häufigkeit von Karies gibt. Heute fordern Aktivisten, dass ihre örtlichen Wasserwerke keine Fluoride mehr ins Wasser geben, indem sie darauf hinweisen, dass diese toxischen Stoffe ein Nebenprodukt der Phosphatdünger-Industrie sind.
Wenn Sie alles ausprobiert haben, und Ihre Schmerzen einfach nicht weggehen, sollten Sie sich überlegen, ob Ihre Fluorid-Belastung zu hoch ist. Fluoride sind Giftstoffe, die bekannt dafür sind, dass sie sich im Körper ansammeln und Ihr Nervensys-

tem schädigen. Sie können Gelenkschmerzen verursachen und die Schilddrüsenfunktion stören. Sie können sogar ein Mutagen sein, etwas, das genetischen Schaden anrichtet, der zu Krebs führen kann. Einige Studien kommen zu dem Schluss, dass Fluoride einen negativen Einfluss auf die Entwicklung des Gehirns haben, während andere einen geringen IQ mit einem höheren Grad an Fluorid-Belastung in Verbindung bringen.

Zahnpastatuben sind mit einer Warnung versehen, sofort einen Arzt oder die Vergiftungszentrale zu wählen, wenn man zu viel Zahnpasta geschluckt hat. Jedes Jahr leiden Kinder weltweit an Magen-Darm-Problemen aufgrund der Fluoride, die sie über ihre Zahnpasta geschluckt haben. Interessanterweise ist die Menge von Fluoriden in einer erbsengroßen Portion Zahnpasta fast so groß wie in einer Tasse Leitungswasser in den meisten Städten. Einerseits sagt man uns, dass wir das Wasser trinken sollen und dass es uns nicht schadet; andererseits empfiehlt man uns, den Giftnotruf zu wählen.

In Bezug auf Ihre Mundhygiene empfehlen wir Ihnen, zu einer natürlichen Zahnpasta zu wechseln, die frei von chemischen Stoffen und Fluoriden ist und kein Carrageen enthält. (Carrageen ist ein weitverbreiteter Lebensmittelzusatz, der aus Algen oder Seetang gewonnen und als Binde- und Verdickungsmittel sowie Stabilisator benutzt wird, was zu Infektionen führen kann.) Darüber hinaus können Sie Ihre eigene Zahnpasta aus Kokosnussöl in Bio-Qualität, Pfefferminzöl in Lebensmittelqualität und reinem Backnatron herstellen. Diese Ingredienzien finden Sie in jedem Naturkostladen. Mischen Sie die Zutaten einfach nach Ihrem eigenen Geschmack und benutzen Sie das Ergebnis wie eine normale Zahnpasta.

Rufen Sie Ihr städtisches Wasserwerk an und finden Sie heraus, woher Ihr Wasser kommt und ob es Fluoride enthält. Sie können auch Tests online kaufen und es selbst herausfinden. Die beste Möglichkeit, Fluoride aus Wasser zu beseitigen, ist mittels Destillation oder Umkehrosmose; Sie können zu Hause ein

Umkehrosmose-Filtersystem installieren, was eine Investition in Ihre Gesundheit und die Ihrer Lieben bedeuten würde. Denn wenn Sie vielleicht auch kein Leitungswasser trinken, duschen und baden Sie in Wasser, das Fluoride enthält, was sich ebenso negativ auf Ihre Gesundheit und Ihr Wohlbefinden auswirken kann.

Die Gefahren von Bisphenol A (BPA)

BPA, die Abkürzung für Bisphenol A, ist ein chemischer Stoff, der den Hormonhaushalt durcheinanderbringt und mit vielen Gesundheitsproblemen assoziiert wird, unter anderem Hormonstörungen, Anomalitäten der Leber und verzögerter Gehirnentwicklung bei Kleinkindern. Man vermutet, dass er zu Erkrankungen wie Diabetes, Fettleibigkeit, Brustkrebs, Herzbeschwerden sowie Unfruchtbarkeit beiträgt.

BPA findet häufig Verwendung in Plastikprodukten, einschließlich Wasserflaschen, Nahrungsmittelbehältern und der inneren Beschichtung von Konservendosen, da es sie widerstandsfähiger macht. Wann immer Sie Plastikprodukte oder Konserven kaufen, achten Sie darauf, dass sie kein BPA enthalten.

Plastikflaschen, die BPA enthalten, lassen das Toxin in ihren Inhalt sickern, vor allem wenn die Flasche heiß wird, zum Beispiel bei hohen Temperaturen im Auto oder im ungekühlten Lagerraum des Supermarktes. Daher ist es am besten, wenn Sie Ihr Wasser aus Glasflaschen oder Behältern aus rostfreiem Stahl trinken. Wir empfehlen, Trinkwasser in Glasflaschen anstatt in Plastikflaschen zu kaufen. Auch im Supermarkt finden Sie mittlerweile diverse Markenwasser in Glasflaschen – Sie haben also die Wahl.

Entgiftung von ungesunden zwischenmenschlichen Beziehungen

Vielleicht werden Sie feststellen, dass Sie das Bedürfnis haben, vergiftete Beziehungen loszulassen, um Schmerzen zu heilen. Ich (Robert) hatte eine Patientin, die über starke Rückenschmerzen klagte. Ihre Beschwerden waren besonders groß, wenn sie im Auto saß, egal welches Auto. Ich behandelte sie dreimal, und wenn sie auch eine leichte Besserung spürte, hatte sie nach wie vor große Schmerzen. Intuitiv fühlte ich, dass ein Teil des Schmerzes mit ihrem Ehemann zu tun hatte; doch als ich sie zu ihrer Beziehung befragte, wechselte sie schnell das Thema. Ich ließ es dabei bewenden und vertraute darauf, dass ihre Engel ihr die Antwort zeigen würden.

In der darauffolgenden Woche plante sie, mit ein paar Freundinnen übers Wochenende wegzufahren, und freute sich schon sehr darauf. Sie würde mehr als zwei Stunden in einem Auto sitzen müssen, und während sie in der Regel schon nach 15 Minuten Qualen litt, hatte sie diesmal nicht die geringsten Schmerzen! Sie empfand die Fahrt als total angenehm und entspannend, und sie genoss ein paar wundervolle Tage mit ihren Freundinnen.

Doch als sie am letzten Tag ins Auto stieg, um heimzufahren, kamen ihre Schmerzen wieder. Je näher sie ihrem Zuhause kam, desto schlimmer wurde es. Bei ihrem nächsten Termin erzählte sie mir, sie hätte bemerkt, dass ihre Schmerzen schlimmer wurden, je näher sie ihrem Mann kam. Sie erkannte diese Tatsache mit Hilfe der Engel, die ihr den Weg gezeigt hatten.

Wir besprachen ihre Behandlungsoptionen und begannen mit der Heilung im Hinblick auf ihre Beziehung. Sie hielt an alten Unsicherheiten und Ressentiments wegen der häufigen Golf-Trips fest, die ihr Mann sich gönnte. Indem sie diese Gedanken und Gefühle losließ, stellte sie fest, dass ihre Schmerzen nachließen und ihre Beziehung neuen Auftrieb erhielt.

Denken Sie an die Menschen, mit denen Sie sich hauptsächlich umgeben. Haben Sie generell das Gefühl, defensiv und verärgert in Gegenwart einer bestimmten Person zu sein, beziehungsweise von ihr oder ihm kritisiert zu werden? Lösen Sie sich sanft von der Energie dieser Person und laden Sie fröhlichere, positivere Menschen in Ihr Leben ein, in deren Gegenwart Sie sich wohlfühlen! Sie werden mit hoher Wahrscheinlichkeit eine sofortige Erleichterung und Besserung spüren.

Gönnen Sie sich einen Urlaub und nehmen Sie sich Zeit für Dinge, die Ihnen Freude machen

Nachdem Sie schädliche Substanzen aus Ihrem Körper und vergiftete Beziehungen aus Ihrem Leben beseitigt haben, denken Sie darüber nach, wodurch Sie sie ersetzen wollen. Sich ein wenig Zeit zum Entspannen zu gönnen – egal ob es ein paar Tage oder ein paar Wochen sind – kann viel Positives bewirken. Tatsächlich stellen viele Menschen fest, dass ihre Schmerzen vergehen, wenn sie Ferien machen. Erst wenn sie wieder zu Hause sind und in die alten Gewohnheiten zurückfallen, kommen ihre Schmerzen zurück.

Daher ist vielleicht *jetzt* der perfekte Zeitpunkt für Sie, Ferien zu machen. Vielleicht werden Sie ein paar Kämpfe mit der Stimme Ihres Egos austragen müssen über alle möglichen Gründe, sich nicht freizunehmen, doch dürfte dies das Beste sein, was Sie für Ihre Gesundheit tun können. Stellen Sie sich vor, wie es sich anfühlen würde, ein Wochenende lang abzuschalten. Wenn Ihnen allein die Vorstellung schon ein Gefühl der Entspannung gibt, ist es offensichtlich, dass jetzt genau der richtige Zeitpunkt dafür ist. Zögern Sie Ihre Heilung nicht weiter hinaus, indem Sie sich darüber Sorgen machen, wie Sie das alles arrangieren können. Wenn Ihre Engel meinen, dass eine Pause das Beste für Sie ist, dann wird für die Mittel und nötigen Vorkehrungen gesorgt sein.

Darüber hinaus ist es wichtig, Freude und Vergnügen zu einem regelmäßigen Teil Ihres Lebens zu machen und nicht nur als angenehmen Zeitvertreib im Urlaub zu sehen. Wann haben Sie sich das letzte Mal Zeit genommen, um einem Hobby zu frönen? Wenn es Ihnen schwerfällt, sich daran zu erinnern, welche Interessen Sie haben, ist das der Beweis, dass Sie den Kontakt mit einem wichtigen Teil Ihres Selbst verloren haben! Also unterbrechen Sie Ihre Arbeit, um sich in Erinnerung zu rufen, was Ihnen Gelassenheit und inneren Frieden bringen würde. Vielleicht gärtnern Sie gerne, oder Sie lieben es, zu nähen, zu lesen, spazieren zu gehen, zu malen, zu tanzen – was immer es sein mag! Sie sind besonders und einzigartig, und Ihre Bedürfnisse sind anders als die jedes anderen Menschen auf der Welt. Wir alle müssen unsere Individualität ehren in der Art und Weise, wie wir mit uns selbst und dem Leben umgehen.
Also planen Sie jetzt in Ihrem Terminplan jede Woche Raum für diese Aktivitäten ein. Das sollte nicht etwas sein, was Sie nur gelegentlich tun; stattdessen machen Sie diese Aktivitäten zu einem Teil Ihrer Routine. Würden Sie sich nicht viel besser fühlen, wenn Sie sich selbst ehren, indem Sie sich für das, was Sie lieben, öfters Zeit nehmen? Die Antwort ist ein lautes und deutliches Ja!
Bitten Sie Ihre Engel um Hilfe, indem Sie sagen:

»Engel, bitte gebt mir die Zeit, das Geld, die Transportmöglichkeit und alles andere, was ich brauche, um Zeit zu haben, die Dinge zu tun, die ich liebe. Ich weiß, dass es meiner Gesundheit helfen und vor allem meinem inneren Licht die Möglichkeit geben wird, heller zu strahlen. Danke.«

Kapitel 7
Mehr Bewegung ins Leben bringen

Unser Körper ist dazu bestimmt, sich zu bewegen. Wenn Sie – aufgrund Ihrer Arbeit oder anderer Faktoren – mehr sitzen als sich bewegen, beginnen Ihre Muskeln, Gelenke und Knochen zu leiden. Wenn Sie chronische Schmerzen haben, ist dies wahrscheinlich ein Indiz, dass Sie Ihr Training und die Teilnahme an anderen bewegungsintensiven Aktivitäten reduziert haben. Es kann sich anfühlen, als wären Sie mit einem riesigen Stopp-Schild konfrontiert. Schmerzen stoppen Ihre Weiterentwicklung und limitieren Ihre Fähigkeiten ... wenn Sie es zulassen!

Sanfte regelmäßige Bewegungen erlauben Ihrem Körper, seinen perfekt ausgewogenen Zustand wiederherzustellen. Ohne ausreichende Bewegung kann es passieren, dass Sie zunehmend angespannt und gestresst werden und mehr Beschwerden haben als sonst. Die Stimme des Schmerzes wird Ihnen sagen, dass Sie sich um jeden Preis ausruhen und Bewegung vermeiden müssen. In manchen Situationen ist das ein guter Rat; meistens jedoch verzögert dies Ihre Heilung.

Erzengel Raphael kann Ihnen auf Ihrer Heilungsreise helfen, indem er Ihnen die Motivation verleiht zu trainieren. Wie wir bereits an früherer Stelle erwähnt haben, können Sie wesentlich mehr für Ihre Gesundheit tun, wenn Sie Ihre Ernährung verbessern anstatt nur zu trainieren. Wenn sich jedoch Ihre Vitalität verbessert und Sie auf Ihre innere Führung hören, werden Sie ganz automatisch mehr Bewegung wollen. Sie möchten trainieren, weil es Ihrem Körper guttut und Sie sich anschließend so viel besser fühlen. Aktivität bringt Ihren Körper dazu, Endorphine auszuschütten, jene Glückshormone, die Ihre Seele erfreuen. Tägliches Training Ihrer Wahl kann Ihnen darüber hinaus helfen, depressive Zustände, Müdigkeit und das Gefühl von Einsamkeit zu überwinden.

Es kann sein, dass Sie beim Trainieren heilende Führung empfangen. Zum Beispiel genoss es einer unserer Leser, Kevin Hunter, zu trainieren und die daraus resultierenden Vorteile sowohl körperlich als auch geistig zu fühlen. Eines Tages, als er vom Fitnesscenter nach Hause joggte, spürte er eine Schwere in der Nähe seines Fußgelenks. Er versuchte, das Gefühl wegzulaufen; doch er begann zu humpeln und fühlte jedes Mal, wenn sein Fuß auf dem Pflaster aufsetzte, einen stechenden Schmerz. Er hatte noch einen ziemlich langen Heimweg vor sich, und er wusste nicht, ob er es schaffen würde.

Plötzlich hörte Kevin eine Stimme, die ihn aufforderte: »Bitte um Hilfe!« Sofort rief er innerlich nach Erzengel Raphael, der ihn anleitete, stehen zu bleiben und seine Hände aneinander zu reiben. Während Kevin dieser Aufforderung folgte, sah er vor seinem inneren Auge Funken smaragdgrünen Lichts, die von seinen Fingern ausgingen. Raphael sagte ihm, er solle seine Hand über die schmerzende Stelle halten. Kevin war verblüfft zu sehen, wie das smaragdgrüne Licht von seiner Hand in seinen schmerzenden Fuß strömte.

Als Kevin sich wieder auf den Weg machte, hatte er keine Schmerzen mehr! Langsam beschleunigte er sein Tempo, und nach ein paar Minuten konnte er seine anfängliche Geschwindigkeit wieder aufnehmen, ohne dass er irgendwelche Beschwerden hatte. Dank der Hilfe von Erzengel Raphael und seiner eigenen Intuition war er vollständig wiederhergestellt.

Nicht vergessen: sanfte Bewegungen

Viele meiner (Roberts) Klienten klagen über Rückenschmerzen. Eine hilfreiche Methode, die ich ihnen zeige und die Wunder wirkt, sind »Bewegungs-Erinnerungen«, die man in sein Smartphone speichert. (Schließlich scheint heutzutage niemand mehr länger als fünf Sekunden ohne sein Handy auszukommen, also sollten wir diese Abhängigkeit zu unserem Vorteil nutzen!) Stellen Sie den Alarm so ein, dass er alle zwei Stunden angeht. Das ist dann das Zeichen für Sie, aufzustehen, ein Gläschen Wasser zu trinken und einen kurzen Spaziergang zu machen.

Es ist leicht, sich so in seine Arbeit zu vertiefen, dass man jedes Zeitgefühl verliert. Viele Menschen wissen, wie es ist, wenn sie scheinbar nur kurze Zeit gearbeitet haben, nur um aufzuschauen und zu sehen, dass es draußen dunkel geworden ist. Wenn Sie in einem Zustand ungestörter Kreativität sind, kann es passieren, dass die Zeit verfliegt, ohne dass Sie es merken. Es ist wichtig, eine äußere Instanz zu haben, die Sie und Ihren Körper vor Überarbeitung schützt. Sie müssen sich nicht lange bewegen – fünf Minuten reichen völlig aus. Danach können Sie sich wieder an die Arbeit machen. Sie werden feststellen, dass Ihr Körper es Ihnen dankt, indem er Ihnen neue Ideen, Inspiration und genug Energie schenkt, um zwei weitere Stunden kreativ zu sein, bevor die nächste Erinnerung ertönt.

Wenn Sie zu Hause sind und nicht arbeiten, sind diese digitalen Erinnerungen nicht nötig! Sollten Sie die Neigung haben, auf dem Sofa einzunicken, setzen Sie sich einfach einen Alarm, der Sie rechtzeitig weckt. Übrigens bietet ein Sofa Ihrem empfindsamen Rücken noch weniger Halt als ein Stuhl und kann absolut schädlich für Ihren Rücken sein. Sorgen Sie dafür, sich alle paar Stunden sanft zu bewegen, und Sie werden einen Unterschied in Ihrem physischen Wohlbefinden bemerken.

Wie Sie die passende Aktivität für sich finden

Sie sollen die körperliche Aktivität genießen. Entscheiden Sie sich für Übungen, die Ihren individuellen Bedürfnissen entsprechen. Vielleicht trainieren Sie lieber allein und benutzen nur Ihr Körpergewicht oder Hanteln. Oder Sie finden die

Energie anderer Menschen motivierend und nehmen an Kursen im Fitnesscenter oder anderen Gruppenaktivitäten teil. Überlegen Sie, ob Sie lieber drinnen trainieren oder Aktivitäten im Freien vorziehen. Wenn Sie drinnen trainieren, was sehen Sie dann vor sich: eine langweilige Wand oder einen herrlichen Blick aufs Meer? All diese Dinge werden sich auf Ihre Lust am Trainieren auswirken.

Der physische Bereich, wo Sie Schmerzen haben, sowie die Intensität der Schmerzen wird bestimmen, welche Aktivitäten Sie unternehmen können oder nicht. Falls Sie in Ihrer Beweglichkeit sehr eingeschränkt sind, sprechen Sie bitte mit Ihrem Arzt oder Heilpraktiker über die sicherste Möglichkeit, mit einem Training zu beginnen. Es ist immer empfehlenswert, sich kompetenten Rat einzuholen, was für Ihren Körper optimal ist, damit Sie nicht aus Unwissen etwas tun, was Ihnen schadet. Vergessen Sie nicht, Ihr Ziel ist ein beweglicher, glücklicher, schmerzfreier Körper, daher ist es weise, sich die Zeit zu nehmen und den Rat von Experten einzuholen.

Wenn Sie eine sitzende Lebensweise pflegen, glauben Sie bitte nicht, sofort mit Volldampf loslegen zu müssen. Ein leichter Spaziergang ist mehr als genug, um Ihren Kreislauf anzuregen. (Es gibt einen lustigen, aber wahren Spruch, der hier zutrifft: »Egal wie langsam du gehst, du wirst immer schneller sein als die Kollegen auf dem Sofa.«) Beim Gehen sorgen Ihre Hüften und Ihr Becken für eine aufrechte Haltung. Ihre Muskeln werden aktiviert, und Ihr Körper korrigiert sich mit den kleinsten Bewegungen selbst. Jeder Schritt, den Sie tun, ist ein Schritt hin zu einem schmerzfreien Körper.

Außerdem ist es wichtig, Ihre Flexibilität im Auge zu behalten. Häufig fokussieren sich die Menschen auf Krafttraining und kardiovaskuläre Übungen und übersehen dabei diesen ungeheuer wichtigen Fitness-Aspekt. Wenn Sie angespannt und steif sind, kann es schneller passieren, dass Ihre Muskeln sich überdehnen oder sogar einreißen. Stretching lockert die Mus-

kelfasern und verleiht Ihrem Körper größere Bewegungsfreiheit. Versuchen Sie, bei gestreckten Knien Ihre Zehen zu berühren – wenn es Ihnen nicht gelingt, beweist dies, dass Ihre Oberschenkelmuskulatur zu angespannt ist. Machen Sie vorsichtige Dehnungsübungen, oder besuchen Sie einen Yogakurs für Anfänger, um Ihre Muskeln zu lockern; es wird nicht lange dauern, und Sie können Ihre Zehen ohne Probleme berühren.
Eine der besten Möglichkeiten, Schmerzen zu lindern oder ganz zu vertreiben, besteht darin, das Zentrum Ihres Körpers zu stärken: Ihren Rücken und Ihre Bauchmuskeln. Immer wieder kann man beobachten, dass chronische Rückenschmerzen mit nachlassender Kraft in diesem Bereich zu tun haben. Wenn Ihre Bauchmuskeln schwach sind, besteht die Gefahr, dass Ihr Rückgrat und Ihr Becken kippen und aus dem Gleichgewicht geraten. Sie müssen keine Waschbrettmuskeln haben, aber innere Stärke ist essenziell für einen beweglichen und schmerzfreien Rücken. Die folgenden Aktivitäten eignen sich besonders gut, um einen Anfang zu machen:

– **Tai Chi** ist eine chinesische Übungsform mit sehr sanften Bewegungen. Es heißt, dass bei korrekter Ausführung der Bewegungen jeder Muskel in Ihrem Körper aktiviert wird. Die Bewegungen sind langsam, aber sehr genau und erlauben Ihren Gelenken, sanft von einer Position in die andere zu gleiten. Tai Chi dehnt Ihre Muskeln behutsam, vergrößert Ihre Flexibilität und hilft Ihnen, Ihr Gleichgewicht zu verbessern. Im Laufe der Jahre hat sich herausgestellt, dass Tai Chi viele Vorteile für die Gesundheit bietet und bei Beschwerden wie Arthritis, Erschöpfung, Angst, Nervosität, Schmerzen, schlechter Haltung, Stress und Anspannung Wunder wirkt.
Darüber hinaus ist Tai Chi eine besonders angenehme spirituelle Praktik, die drei Aspekte vereint: Gesundheit, Meditation und Kampfkunst. Jede Bewegung ist eine verlangsamte Selbstverteidigungstechnik. Tai Chi aktiviert die Heilungsmeridiane

des Körpers, damit die Lebensenergie (Chi) zirkuliert. Dies ermöglicht das Fließen heilender Energie, die speziell in Problembereichen aktiv wird und das Gleichgewicht wiederherstellt.

– **Yoga** ist eine andere wundervolle Praktik, die Spiritualität integriert. Sie lernen, sich bewusst mit Ihrem Atem zu verbinden, und entdecken ein Gefühl des Eins-Seins, während Sie gleichzeitig Ihren Körper für längere Zeit in bestimmten Positionen halten, die als *Asanas* bekannt sind. Keine Angst, Sie müssen weder Turner noch Verrenkungskünstler sein. Es gibt sowohl Fitnesscenter und Sportstudios, die Kurse für Anfänger anbieten, als auch Bücher über Yoga, YouTube-Videos und DVDs, mit denen Sie zu Hause üben können. Bei einem Yogalehrer Unterricht zu nehmen hat den Vorteil, dass Sie die Dehnungen sicher und korrekt ausführen. Im Laufe der Zeit wird sich Ihre Flexibilität verbessern, und Sie werden in der Lage sein, Asanas zu halten, die tiefer gehen und eine größere Herausforderung darstellen.

– **Pilates** ist eine Methode, die mit wiederholten Dehnungen arbeitet, um Flexibilität, Kraft und Ausdauer zu verbessern. Die Betonung liegt auf Muskelkontrolle und Stärkung Ihrer Körpermitte. Lassen Sie sich von den einfach scheinenden Übungen nicht täuschen, denn sie sind hochwirksam und bringen Sie mit Sicherheit zum Schwitzen! Manche Pilates-Studios bieten Krafttrainingsgeräte an, die noch mehr Abwechslung in Ihr Übungsprogramm bringen.

Die Vorteile von Körpertraining

Selbst bei traumatischen, potenziell lebensbedrohenden Unfällen ist ein fitter Körper eher in der Lage, mit Schmerz umzugehen. Rachel Racklyeft war seit 13 Jahren mit Leib und Seele Fitnesstrainerin, als ihr Leben am 25. Juni 2010 plötzlich eine dramatische Wende nahm. An diesem Tag fiel die passionierte Pferdeliebhaberin von ihrem Pferd; sie wusste sofort, dass sie verletzt war. Außerdem wusste sie dank ihrer vielen Jahre als Trainerin, dass sie sich jetzt nicht bewegen durfte. Rachel wurde sofort ins Krankenhaus gebracht, wo sich herausstellte, dass ihre Verletzung sehr schwer war. Mehrere Wirbel – C7, T1, T2, T3, T4 und T5 – waren gebrochen, von der Basis ihres Nackens bis zur Rückenmitte. Es war eine erschreckende Diagnose, und sofort wurde sie von deprimierenden Gedanken überfallen. Sie fragte sich: *Werde ich je wieder gehen können? Werde ich mein Pferd wieder reiten können? Werde ich je wieder als Fitnesstrainerin arbeiten können?*

Wie durch ein Wunder hatte Rachel keinerlei Lähmungserscheinungen. Offensichtlich waren keine Nerven verletzt worden! Die Ärzte sagten ihr, dass sie irgendwann in der Zukunft wieder fähig sein würde, all die Dinge zu tun, die sie liebte. Bis dahin musste jedoch nicht nur Ihre Wirbelsäule, sondern auch ihre Seele heilen. Zum Glück war Rachel von Menschen umgeben, die sie unterstützten und ihr Mut machten. Sie fand heraus, wem sie wirklich am Herzen lag und wer ihre wahren Freunde waren. Das Fitnesscenter, in dem sie arbeitete, ließ sie wissen, dass ihr Job sicher war; jeder wollte nur, dass sie wieder gesund wird.

Die unmittelbaren Tage nach dem Unfall waren sehr schmerzhaft für Rachel. Sie hatte Prellungen und Beulen und war emotional erschöpft. Die Stunden, die sie allein im Krankenhaus lag, verbrachte sie damit, in ihr Tagebuch zu schreiben. Nicht alles, was sie aufschrieb, machte Sinn, aber das spielte keine Rolle. Das Schreiben war ihre Möglichkeit, den Druck und Schmerz in ihrem Kopf loszulassen. Eine besondere Herausforderung für Rachel war das Stützkorsett für ihren Rücken, das sie vier Monate lang tragen musste. Um besser mit der Situation umgehen zu können, gab sie dem Stützkorsett einen Namen: »Bertha«.

Da sie gezwungen war, stillzuhalten und sich zu erholen, nutzte sie die Zeit, um mit ihren Engeln zu kommunizieren. Sie bat sie um ihre göttliche Hilfe und betete für ihre Heilung. Zu ihrer großen Freude bemerkte Rachel kleine Zeichen, die sie wissen ließen, dass ihre Gebete gehört wurden.

In den folgenden Monaten hatte Rachel oft furchtbare Schmerzen, und es war schwierig für sie, es sich auch nur ein wenig angenehm und bequem zu machen. Sie nahm pharmazeutische Schmerzmittel, um den schlimmsten Schmerz zu lindern, war jedoch entsetzt, wie schnell die Schmerzen zurückkamen, wann immer sie versuchte, ihre Dosis zu reduzieren. Sie empfand diese Zeit als sehr niederschmetternd und als eine große Herausforderung, weil sie alle diese Medikamente nicht nehmen wollte und sich wünschte, die Schmerzen würden einfach weggehen.

Schließlich kam der Tag, an dem ihr »Bertha« abgenommen wurde. Das war der Moment, wo Rachel entdeckte, dass ihre liebevolle Familie, ihre hilfreichen Freunde und die Engel ihre beste Schmerzlinderung waren. Es gelang ihr, Glaubenssätze loszulassen, mit denen sie sich selbst Schranken gesetzt hatte, und ihr wahres Selbst erstrahlen zu lassen. Je mehr sie sich auf die Dinge fokussierte, für die sie dankbar war in ihrem Leben, desto geringer wurden ihre Beschwerden. Heute ist Rachel voll geheilt und frei von Schmerzen.

Rachel kann wieder gehen, reiten und sogar als Fitnesstrainerin arbeiten. Sie sieht das Leben mit anderen Augen und weiß, dass man immer dann, wenn die Dinge besonders schwierig scheinen, einfach nur einen Schritt nach dem anderen machen muss. An jedem Jahrestag ihres Unfalls tut sie etwas, das sie als Herausforderung empfindet. Mutig probiert sie neue Dinge aus, um dem Universum zu zeigen, dass sie dankbar ist, am Leben zu sein und so viel wie möglich von diesem Leben mitkriegen möchte.

Ein ausgeglichener Geist ist Voraussetzung für ein glückliches Leben – und kombiniert mit einer ausgewogenen physischen Konstitution haben Sie das große Los gezogen. Alison Scambyry, seit 15 Jahren Fitnesstrainerin, wusste und verstand, warum ein starker, gesunder Körper wichtig ist.

Viele Jahre lang hatte sie andere ermutigt, ihre Fitness-Ziele zu erreichen, wobei sie die individuellen Bedürfnisse jedes einzelnen Klienten berücksichtigte. Sie trainierte mit Leidenschaft und machte es zu einem Teil ihres täglichen Lebens; oft benutzten sie und ihr Ehemann das Wochenende, um sich in Aktivitäten wie Mountainbike-Fahren zu messen. Auf einer dieser Radtouren wurde Alison die Bedeutung körperlicher Fitness erst richtig bewusst.

Im September 2013 waren Alison und ihr Mann mit dem Mountainbike unterwegs, als sie böse stürzte und sich ihre Schulter ausrenkte. Der Schmerz war schier unerträglich! Dank ihres Trainings wusste Alison, dass eine Bewegung des betroffenen Arms das Ganze nur noch schlimmer machen würde, also versuchte sie, ihn vorsichtig in einer optimalen Position zu halten. Der Rettungswagen kam und brachte sie ins Krankenhaus, wo sie unglücklicherweise mit ihrer ausgerenkten Schulter sechs Stunden warten musste, bis ein Arzt sie untersuchte. Während dieser Zeit nahm Alison pharmazeutische Medikamente, um den höllischen Schmerz, der schlimmer war als jeder andere Schmerz, den sie zuvor erlebt hatte, ein wenig zu lindern. Sobald ihre Schulter wieder eingerenkt war, durfte sie nach Hause gehen.

Alison erkannte, dass sie ihre Arme für mehr Aufgaben benutzte, als ihr je bewusst gewesen war, was ihr die Wichtigkeit eines voll funktionierenden, gesunden Körpers umso klarer vor Augen führte. Doch die Tatsache, dass ihre Schulter noch sehr empfindsam war, hielt sie nicht vom Trainieren ab! Sie begriff, dass ihre Fitness ohne regelmäßiges Training schnell abnehmen würde, und sie wollte das Ergebnis ihrer jahrelangen harten Arbeit nicht riskieren. Sie fing an, auf dem Hometrainer in einer angenehmen Geschwindigkeit Rad zu fahren, um Schmerzen zu vermeiden. Bewegung hilft dem Körper, von Verletzungen zu heilen, und die während des Trainings ausgeschütteten Endorphine halten die Stimmung hoch. Alison wusste, dass zu viel Sitzen ihre positive Lebenseinstellung beeinträchtigen konnte – und sie war nicht bereit, dieses Risiko einzugehen! Alison nahm außerdem Termine bei einem Physiotherapeuten wahr, der ihr sagte, dass die Kürze ihrer Genesungszeit sehr beeindruckend war; ihre Verletzung heilte schnell, und sie hatte bereits einen Großteil ihrer Bewegungsfreiheit und Flexibilität wiedererlangt. Der Therapeut führte dies auf Alisons Entschlossenheit zurück, gesund und fit zu sein.

Durch regelmäßiges Training fällt Ihrem Körper die Heilung leichter. Ihr Muskeltonus und eine gute Grundfitness beschleunigen jeden Heilungsprozess. Sie müssen sich nicht in einen Personaltrainer oder Bodybuilder verwandeln, doch körperliche Fitness kann Ihnen helfen, Ihre Schmerzen loszuwerden. Lassen Sie alle Gedanken los, die Ihnen weismachen wollen, dass es Ihnen nicht gelingen wird – riskieren Sie einen Versuch! Fangen Sie langsam an, und Sie werden sehen, dass es nicht lange dauern wird, bis sich eine Veränderung bemerkbar macht.

Kapitel 8
Physische Therapie- und Heilmethoden

Sie können auf wundersame Weise Heilung erfahren. Zuweilen tritt sie von allein ein; in anderen Fällen benötigen Sie einen Therapeuten Ihres Vertrauens, der Sie unterstützt.

Wenn wir den Wert einer Behandlung beurteilen wollen, müssen wir uns ihrer zugrunde liegenden Philosophie bewusst sein. Manche Therapien fokussieren sich auf die Behandlung von Symptomen, anstatt die wahre Ursache anzugehen. Wir glauben, dass Sie für eine vollständige Heilung den Grund Ihrer Beschwerden entdecken und klären müssen. Obwohl Symptomerleichterung wichtig ist, vergessen Sie bitte nicht, dass das Problem wieder und wieder auftreten wird, solange Sie seine Ursache ignorieren. Viele Heiler beginnen damit, Ihre dringendsten Symptome zu beseitigen. Doch sobald Ihre Schmerzen abnehmen, sollte sich der Schwerpunkt der Behandlung verlagern und Ihr Heiler seinen Fokus verstärkt auf die zugrunde liegenden Auslöser richten.

In diesem Kapitel werden wir einige der Therapien vorstellen, mit denen wir gute Erfahrungen gemacht haben, einschließlich jener, zu denen unsere Klienten uns ein Feedback gegeben haben. Doch das Wichtigste, das Sie bei der Suche nach einer optimalen Heilmethode berücksichtigen sollten, ist Ihre eigene Intuition, Ihr Bauchgefühl. Während Sie die folgenden Optionen durchlesen, lassen Sie sich von Ihrem höheren Selbst sagen, welche für Sie die Richtige wäre.

Meditieren Sie einen Moment über die Überschriften zu den folgenden Therapieformen, bevor Sie die darunter stehenden Erklärungen lesen. Horchen Sie auf das, was Ihre innere Stimme sagt, bevor Sie die Informationen verinnerlichen. Das wird Ihnen Hinweise geben, welche Therapie für Sie am geeignetsten sein kann. Wenn Sie anschließend weiterlesen, werden Sie zusätzliche Informationen darüber erhalten, ob dies der richtige Weg für Sie ist.

Therapeutische Schmerzpackungen

Häufig nehmen wir ein Heizkissen oder eine Wärmflasche, um Schmerzen zu erleichtern. Die Wärme reduziert zwar die Schmerzen, aber hilft sie tatsächlich? Sie werden merken, dass die Schmerzen in der Regel schnell zurückkommen, sobald die Wärme wieder weg ist. Sie überdeckt die Symptome, anstatt die Ursache zu heilen. Lassen Sie uns einen Blick darauf werfen, warum das so ist.

Hitze neigt dazu, mehr Hitze anzuziehen. Wenn Sie die Wärmequelle entfernen, kühlt sich die Oberfläche rapide ab, doch die Hitze bleibt unter Umständen innerhalb dieses Körperbereichs eingeschlossen. Das führt zu einer Entzündung, und damit kommen die Schmerzen zurück. Zudem kann der plötzliche Temperaturwechsel die Muskeln »erschrecken« und einen Krampf auslösen.

Ähnlich verhält es sich mit Eispackungen, bei denen die Kälte zu einer Verengung Ihrer Gefäße führt und Blut aus dem betroffenen Bereich wegdrängt. Bei akuten Verletzungen kann dies eine wertvolle Hilfe sein, weil Sie der Entzündung keine Chance geben wollen, sich festzusetzen. Die häufige Verwendung von Kältepackungen jedoch, wie sie bei chronischen Verletzungen empfohlen werden, würde den Blutkreislauf in dem betroffenen Bereich gefährlich einschränken. Sobald die Kältepackung entfernt wird, fließt das Blut zurück an die Stelle und sammelt sich dort an, was zu einer Schwellung oder Entzündung führt. Während Sie also unter Umständen eine sofortige Erleichterung fühlen, kommen die Schmerzen schnell zurück, sobald Sie die Eispackung entfernen.

Eine ausgewogenere Lösung als Wärme- oder Kältepackungen ist eine Kühlpackung. Dabei legen Sie ein Getreidekissen, das normalerweise in der Mikrowelle erhitzt wird, stattdessen in den Kühlschrank, wo es ungefähr vier Stunden liegen muss, um ausreichend kühl zu sein. Dann holen Sie die Packung heraus und legen sie auf den Bereich, wo Sie Beschwerden haben. Sie werden sofort ein angenehm kühles Gefühl verspüren, Ihre Muskeln lockern sich, und die Anspannungen verschwinden. Und wenn Sie dann die Kühlpackung entfernen, bleiben die Schmerzen weg.
Darüber hinaus können Sie die heilende Kraft der Erde nutzen, indem Sie sich eine warme Meersalzpackung zubereiten. Dazu geben Sie einfach eine Tasse feinkörniges naturbelassenes Salz, wie Keltisches oder Atlantisches Meersalz, Himalaya-Salz oder Totes-Meer-Salz in eine Schüssel. (Wenn Sie grobkörniges Salz nehmen, zerkleinern Sie es zuvor ein wenig in Ihrem Mixer.) Als Nächstes fügen Sie einen Esslöffel kochendes Wasser hinzu und mischen das Ganze so lange, bis Sie eine feuchte, breiige Masse erhalten. Die Mischung sollte nicht auseinanderfallen, wenn Sie eine Handvoll davon nehmen, aber feucht genug sein, dass Sie noch ein wenig Wärme fühlen können.
Setzen oder legen Sie sich bequem hin und geben Sie eine ausreichende Menge des Salzes auf die schmerzende Stelle. Falls die Salzmischung auseinanderläuft, können Sie sie mit einem Stück Verband fixieren. Während die Wärme in Ihre Haut eindringt, werden sich Ihre Muskeln entspannen. Winzige Mengen des Salzes werden von Ihrer Haut absorbiert und versorgen Sie mit Spurenelementen, die dazu beitragen, Entzündungen zu heilen. Lassen Sie das Salz bis zu einer Stunde auf der betroffenen Stelle. Wenn Sie fertig sind, können Sie das Salz entsorgen und eine warme Dusche oder ein Bad nehmen.
Für zusätzliche entzündungshemmende Vorteile fügen Sie dem Salz zehn Tropfen ätherisches Pfefferminzöl hinzu. Sollten Sie irgendwelche Hautreizungen bemerken (entweder mit oder

ohne Pfefferminzöl), entfernen Sie die Packung und holen Sie sich Rat bei einem Arzt oder Heilpraktiker.

Ätherische Öle, die Schmerzen heilen

Ätherische Öle sind Konzentrate aus Blüten, Blättern, Samen, Früchten oder Rinden verschiedener Pflanzen. Sie sind intensiv wirkende Heilmittel und besitzen sowohl eine physische als auch eine spirituelle Komponente. Zudem wirken die Öle auf feinstofflicher Ebene und unterstützen Ihre Heilung auch auf energetischem Wege. Während jedes einzelne Öl bei einer Vielzahl von physischen Beschwerden eingesetzt werden kann, fokussieren wir uns in dem vorliegenden Buch auf ihre Anwendung zur Schmerzbekämpfung.

Ätherische Öle sind bislang noch kaum auf ihre Fähigkeit untersucht worden, Schmerzen zu heilen. Einige Forscher jedoch beschäftigen sich neuerdings mit der Aromatherapie als begleitende Anwendung bei konventionellen ärztlichen Behandlungen. Während es Vermutungen gibt, dass ätherische Öle die Wirkungen anderer Behandlungsformen verstärken können, sagen viele, dass allein ihre entspannenden Eigenschaften ausreichen, jemandem mit chronischen Schmerzen zu helfen. Wenn der Geist entspannt ist, nehmen wir Schmerz anders wahr. Je mehr wir uns entspannen und loslassen, desto weniger fokussieren wir uns auf chronischen Schmerz.

Bisher ist nur wenig über die Bestandteile in jedem dieser Öle bekannt. Doch wir können uns auf Tausende Fallstudien von Ärzten und Heilpraktikern berufen, deren Patienten es nach der Anwendung mit ätherischen Ölen eindeutig besser ging. Diese pflanzlichen Mittel besitzen eine große Heilkraft, keine Frage!

Der wichtigste Faktor bei der Anwendung von ätherischen Ölen ist ihre Qualität. Sie müssen hochwertige Öle nehmen, um gute Resultate zu erzielen. Leider gibt es jedoch viele Öle auf dem Markt, die verdünnt sind oder – noch schlimmer – synthetisch hergestellt wurden. Nehmen Sie nur hundert Prozent reine ätherische Öle. Manchmal werden teurere Öle wie zum Beispiel Rosenöl mit Jojoba-Öl verdünnt. Das ist völlig in Ordnung, solange Sie sich dessen bewusst sind. Seien Sie vorsichtig, da manche Hersteller ihre Produkte nicht eindeutig etikettieren und Sie daher nicht sicher sein können, ob das Öl wirklich rein ist.

Die teureren Öle sind in der Regel auch qualitativ hochwertiger. Doch gibt es keinen Grund, sich umgehend auf den Weg zu machen und die teuerste Flasche zu kaufen, die Sie finden können, ohne sich zuvor über den Hersteller zu informieren. Außerdem ist es ratsam, Hersteller zu meiden, die sich auf Netzwerk-Marketing verlassen, da diese belastete Energie sich auf die Qualität des Öls auswirkt.

Die folgenden ätherischen Öle sind die bekanntesten, wenn es um Schmerzbekämpfung geht.

Pfefferminze

Pfefferminzöl enthält natürliches Menthol, aufgrund seiner lokalisierten anästhetisierenden Eigenschaften ein aktiver Inhaltsstoff in vielen Haut-Gels und Sprays zur Schmerzlinderung. Pfefferminzöl führt zu einer Erweiterung der Blutgefäße, daher kann es sein, dass sich die betreffende Stelle zu Beginn rötet, wenn die Wirkung einsetzt. Danach wird sich Ihr Kreislauf verbessern und hilfreiche Zellen in die Lage versetzen, jeglichen Schaden zu reparieren, was zu einer regelrechten Kaskade von Heilreaktionen führen kann.

Pfefferminzöl bietet sich besonders bei Muskelkater sowie Gelenk- und Rückenschmerzen an. Geben Sie drei Tropfen Öl auf einen biologischen Wattetupfer und reiben Sie die betroffene Stelle damit ein. Falls Sie starke Hautreizungen entwickeln, stellen Sie die Anwendung umgehend ein und waschen Sie das Öl mit einem warmen, feuchten Tuch ab.

Im Jahr 2002 veröffentlichte *The Clinical Journal of Pain* eine Studie, bei der Pfefferminzöl zur Behandlung von Nervenschmerzen eingesetzt wurde. In diesem Fall hatte eine 76 Jahre alte Frau nach einer Virusinfektion furchtbare Nervenschmerzen. Die üblichen Behandlungsmethoden zeigten keine Wirkung, also versuchten die Ärzte es mit Pfefferminzöl. Die Patientin wurde aufgefordert, unverdünntes Pfefferminzöl auf die betroffenen Bereiche zu geben. Sie spürte eine beinahe sofortige Besserung, und die Ärzte stellten fest, dass die schmerzstillende Wirkung vier bis sechs Stunden anhielt. Zwei Monate später benutzte die Patientin noch immer das Öl und verspürte nur sehr geringe Nebenwirkungen. Dies veranlasste das Ärzteteam, weitere Forschungen im Hinblick auf die Anwendung von Pfefferminzöl in Erwägung zu ziehen.

Lavendel

Lavendelöl ist weithin bekannt für seine Fähigkeit, zu entspannen und zu beruhigen. Viele Menschen atmen diesen angenehmen Duft ein, um besser schlafen und Ängste oder Nervosität besänftigen zu können. Darüber hinaus ist Lavendelöl jedoch auch ein ausgezeichnetes Mittel zur Muskelentspannung. Je ruhiger Ihr Geist wird, desto weniger irritiert fühlt sich Ihr Körper. Das ist der Grund, warum wir bei der Heilung physischer Schmerzen auch immer den geistigen Zustand im Blick haben.
Lavendelöl klärt Ihr Stirn-Chakra und weckt Ihren spirituellen Blick. Es hilft Ihnen, gleichzeitig stark und sensitiv zu sein. Sie werden sich Energien, Gefühle und Empfindungen bewusst, ohne davon überwältigt zu werden. Stattdessen behalten Sie die Kontrolle über die Situation.
Tief in Ihrem Inneren kennen Sie die Lösung für Ihr Problem. Oftmals ist es nur eine Sache des Loslassens. Lavendel hilft Ihnen dabei. Sein Duft entspannt Ihren Geist *und* Ihre Muskeln. Ein paar Tropfen, auf Nacken und Schultern verteilt, werden die Anspannung lockern und Muskelschmerzen beseitigen,

während der köstliche Lavendelduft Ihre Seele berührt und Ihrem Geist Frieden bringt. Die Engel sagen, dass es so ähnlich ist, als würde man zusehen, wie ein Eiswürfel schmilzt – was zuvor hart und unnachgiebig war, verwandelt sich in einen frei fließenden, flexiblen Zustand.
Geben Sie einen oder zwei Tropfen Lavendelöl auf Ihre Schläfen, um Kopfschmerzen zu lindern. Lavendel eignet sich besonders gut gegen Spannungskopfschmerzen, heilt jedoch alle Arten von Kopfschmerz. Massieren Sie das Öl sanft in Ihre Schläfen und in den Nacken, genau bis zum Hinterkopf (der Bereich, wo Ihre Nackenmuskeln in Ihren Schädel übergehen). Innerhalb von Minuten werden Ihre Kopfschmerzen verschwunden sein.

Kamille

Es gibt zwei Arten von Kamille: Römische und Deutsche Kamille. Wir ziehen den Gebrauch von Deutscher Kamille vor, weil sie besser erforscht ist und eine heilende Schwingung besitzt.
Das Öl der Deutschen Kamille ist blau, die Farbe, die mit dem Kehl-Chakra verbunden wird, das für Kommunikation und das Bedürfnis die Wahrheit auszudrücken steht. Sie müssen keine Angst haben, Ihre Meinung zu äußern. Die Engel geben Ihnen Botschaften und möchten, dass Sie diese weiterleiten. Es kann erschreckend sein, mit anderen Menschen über sensible Themen zu reden. Doch wenn Sie dazu angeleitet werden, genau das zu tun, wird sich dadurch auch die Heilung einstellen. Vielleicht ist es Teil Ihrer Lebensaufgabe, Menschen eine andere Sichtweise zu zeigen; oder vielleicht werden Sie die richtigen Worte aussprechen, um eine Situation zu entschärfen. Sie werden es nicht wissen, wenn Sie nicht das Wort ergreifen. Vertrauen Sie stets darauf, dass diese Gedanken und Gefühle von Ihrem höheren Selbst und den Engeln kommen. Ihnen wurde das Geschenk der klaren Kommunikation gegeben!

Kamille lindert Entzündungen, Schmerzen und Anspannung. Azulen, der Bestandteil, der dem Öl der Kamille seine einzigartige blaue Farbe gibt, besitzt entzündungshemmende und hautheilende Eigenschaften. Doch wie bei allen Pflanzenheilmitteln ist es auch hier nicht ein einzelner chemischer Stoff, der die ganze Arbeit verrichtet. Alle Teile der Pflanze arbeiten im Einklang, um eine wundervoll ausgewogene Symphonie der Heilung zu schaffen.
Geben Sie drei oder vier Tropfen Kamillenöl auf den Bereich, der Ihnen Beschwerden verursacht. Falls Ihnen ein wenig auf die Hand tropft, atmen Sie den Duft in großen Zügen ein. Das Aroma transzendiert das Physische und erfrischt Ihre Seele. Gönnen Sie sich diesen Moment der Schmerzfreiheit.

Wintergrün

Dieses Öl hat eine hohe Konzentration von Methylsalycilat, das denselben Bestandteil enthält, der Aspirin seine schmerzstillende Wirkung verleiht. Viele Menschen haben mit diesem Öl schon Erleichterung gefunden. Nach unserer Erfahrung jedoch ist die Wirkung von Wintergrün für sensitive Menschen häufig zu überwältigend. Es kann zu Hautirritationen führen; falls Sie sich also angeleitet fühlen, dieses Öl auszuprobieren, tun Sie es bitte mit Vorsicht. Verreiben Sie ein wenig auf einem kleinen Hautbereich und achten Sie darauf, welche Wirkungen es sofort sowie einen Tag später haben wird.

Wie Sie mit heilenden Ölen arbeiten können

Alle hier erwähnten Öle können ohne Gefahr direkt auf die Haut aufgetragen werden. Manche Öle jedoch sollten nur mittels bestimmter Methoden angewandt werden, daher lesen Sie immer aufmerksam die Anweisungen, oder fragen Sie einen qualifizierten Heilpraktiker. Falls Sie irgendwelche Irritationen bemerken – auch bei einem Öl, das Sie schon mal erfolgreich benutzt haben – stellen Sie die Anwendung ein und waschen Sie den Rest ab.

Duftgeräte

Vielleicht möchten Sie sich ein Duftgerät, wie einen Duftbrunnen, Aromavernebler oder ein Thermoduftobjekt zulegen, das winzige Moleküle dieser heilenden Öle in die Luft entlässt. Während Sie den Duft einatmen, übt er eine erbauende Wirkung auf Geist und Körper aus. Sie können das Duftgerät einsetzen, wenn Sie zum Beispiel nach einem hektischen Tag nach Hause kommen und abschalten wollen. Vergessen Sie nicht, dass Entspannung eine sehr wichtige Komponente ist in einem Leben frei von Schmerzen.

Trägeröle

Ein Trägeröl verdünnt ätherische Öle, um sie für Ihre Haut verträglicher zu machen. Bei reinen Ölen kommen Sie mit einer kleinen Menge lange aus. Sie können 40 Tropfen eines ätherischen Öls auf 30 ml (zwei Esslöffel) neutrales Öl wie zum Beispiel Kokosnussöl oder Olivenöl jeweils in Bio-Qualität geben. Kokosnussöl ist bei Raumtemperatur fest; für eine beruhigende Einreibung erwärmen Sie zwei Esslöffel in einem kleinen Topf auf der geringsten Wärmestufe. Sobald das Öl flüssig ist, fügen Sie 40 Tropfen Ihres gewünschten ätherischen Öls hinzu und geben die Mischung in ein kleines, hitzebeständiges Glas. Gefäße aus Glas, die Sie in Ihrem Naturkostladen kaufen können, eignen sich hierfür besonders gut. Nachdem das Öl abgekühlt und halbfest geworden ist, nehmen Sie eine kleine Menge und massieren Sie damit sanft den schmerzenden Bereich. Sie kommen mit einer geringen Menge aus, da das feste Öl schmilzt, sobald es mit Ihrer Haut in Kontakt kommt. Falls nach ein paar Tagen nur eine geringe Besserung eingetreten ist, können Sie die ganze Mischung noch einmal erwärmen und verflüssigen und noch mehr von dem ätherischen Öl hinzufügen.

Um unsere bevorzugte schmerzlindernde Kokosnussöl-Einreibung zu machen, folgen Sie den obigen Anweisungen mit einem Esslöffel Bio-Kokosnussöl, 20 Tropfen Pfefferminzöl, 15 Tropfen Lavendelöl und zehn Tropfen Kamillenöl.

Beruhigende Entspannungsbäder

Ein Aromatherapie-Bad verteilt den einladenden Duft des Öls im ganzen Raum und ermöglicht Ihrer Haut, es zu absorbieren. Sie werden aus der Wanne steigen und sich herrlich wohlig, entspannt und beglückt fühlen.

Da sich Öl und Wasser nicht vermischen, können wir nicht einfach ein wenig Öl ins Badewasser spritzen. Stattdessen geben Sie 15 Tropfen eines ätherischen Öls in eine Tasse Bio-Apfelweinessig. Der Essig wird helfen, das Öl im Wasser zu verteilen und gleichzeitig seine eigenen heilenden Vorzüge für Ihren Körper entfalten. Vielleicht fühlen Sie sich darüber hinaus angeleitet, dem Badewasser ein wenig naturbelassenes Meersalz hinzuzufügen, um sich energetisch zu reinigen und Ihre Muskeln zu entspannen. Naturbelassenes Salz enthält eine Variation heilender Mikromineralstoffe, unter anderem Magnesium. Bittersalze können zudem auf schmerzende Muskeln eine ähnlich angenehme Wirkung haben wie eine therapeutische Massage.

Für ein heilendes Badeerlebnis geben Sie eine halbe Tasse naturbelassenes Meersalz und eine halbe Tasse Bittersalz ins Wasser. Mischen Sie zwei Tropfen Pfefferminzöl, zehn Tropfen Kamillenöl und drei Tropfen Lavendelöl mit einer Tasse Bio-Apfelweinessig und fügen es Ihrem Badewasser hinzu. Verteilen Sie alles gut, bis sich die Salze aufgelöst haben, lehnen Sie sich dann zurück und genießen Sie Ihr Bad. Sie werden spüren, wie innerhalb weniger Minuten die ganze Anspannung aus Ihrem Körper weicht. Nehmen Sie sich einen Moment Zeit und stellen Sie sich vor, wie Ihr Körper seine Schmerzen loslässt. Visualisieren Sie die Schmerzen als eine dunkle Energie, die in das Wasser ausgeleitet wird, ohne eine Möglichkeit, zurückzukehren.

Wenn Sie den Stöpsel aus der Wanne ziehen, stellen Sie sich vor, wie die Schmerzen mit dem Badewasser abfließen.

Manuelle Therapien zur Heilung von Schmerz

In einer Studie aus dem Jahr 2013 wurde in Australien die Häufigkeit von Schmerzen untersucht. Von den Personen, die einen Arzt aufsuchten, litten 19,2 % unter chronischen Schmerzen, die meistens auf Arthrose und Rückenschmerzen zurückzuführen waren. Mehr als 86 % der Patienten nahmen Schmerzmittel, und ein Drittel bediente sich darüber hinaus nichtpharmazeutischer Methoden zur Schmerzstillung.

Natürliche Therapien und alternative Medikamente eignen sich ausgezeichnet, um Schmerzen zu heilen. Zwar gibt es hier einige Anwendungen, die von der modernen Medizin nicht bis ins Letzte verstanden werden; fest steht jedoch, dass sie funktionieren. Personen, die einen Versuch mit diesen alternativen Methoden machen, berichten in der Regel von einer Besserung ihrer Beschwerden und Entzündungen. Auch wenn wir die Mechanismen nicht komplett verstehen, wäre es ein Zeichen von Ignoranz, diese Heilmittel rundweg abzulehnen.

Manche Therapien haben im Laufe der Jahre einen schlechten Ruf erlangt, doch viele sind sehr wirkungsvoll, wenn sie richtig angewandt werden. Jedoch sind es in der Regel die seltenen beklagenswerten Fälle, die die Aufmerksamkeit der Öffentlichkeit erregen. Leider fokussieren sich die Medien auf das Negative; sie zeigen uns schreckliche Dinge, die überall auf der Welt passieren, und stellen unkonventionelle Heiler in ein schlechtes Licht. Doch die Mehrheit dieser Menschen ist wundervoll und passioniert, und sie will für alle nur das Beste.

Wann immer Sie einen Bericht über einen falschen Heiler sehen oder lesen, beschäftigen Sie sich näher mit der Geschichte und stellen Nachforschungen an. Häufig werden Sie feststellen, dass der oder die Betreffende gar kein qualifiziertes Mitglied des

vorgegebenen Berufes war. Aus diesem Grund ist es so wichtig, stets die Legitimität und Referenzen Ihres Therapeuten zu prüfen. Professionelle Organisationen von Heilern fordern von ihren Mitgliedern, sich an bestimmte ethische Grundregeln zu halten. Zudem verlangen sie häufig auch eine weiterführende Ausbildung in ihrem Beruf, damit Therapeuten neue Fertigkeiten und die aktuellsten Informationen im Hinblick auf ihre Arbeit in ihrer Praxis anwenden können.
Nachstehend finden Sie einige der besten Therapien, die Sie auf Ihrem Weg zu perfekter Gesundheit und Wohlergehen anwenden können.

Massage

Bei einer Massage wärmt der Therapeut Ihre Muskeln und beseitigt Spannungen aus Ihrem Körper. Schnell gibt man sich dabei dem Moment und dem angenehmen Gefühl hin. Eine Massage kann eine ausgezeichnete Methode sein, um Spannungen, Rückenschmerzen und Nacken-/Schulterbeschwerden loszuwerden. Bei der Entscheidung, welche Art von Massage Sie versuchen wollen, halten Sie sich vor Augen, dass jede Methode für einen unterschiedlichen Zweck entwickelt wurde. Zwei der am weitesten verbreiteten sind die *Schwedische Massage* und die *Heilmassage*.

– Die **Schwedische Massage** ist wunderbar entspannend. Sie wird mit angemessenem Druck ausgeführt, damit die Muskeln reagieren. Der Therapeut wendet fließende, rhythmische Bewegungen an, die sowohl Körper als auch Geist erlauben, Stress und Anspannung abzubauen. Sie können loslassen und dahinschmelzen.
Die Engel beschreiben die Schwedische Massage als einen Tanz der Aura. Die Therapeuten arbeiten ebenso sehr mit Ihrer Energie wie mit Ihrem physischen Körper, daher ist es wichtig, einen fröhlichen Therapeuten mit hoher Energie zu finden.

Sie brauchen niemanden, der Ihnen Wut oder Negativität vermittelt.

– **Heilmassagen**, wie zum Beispiel die Tiefengewebsmassage, sind die Art intensiver Massagen, die Menschen sich wünschen, wenn sie Schmerzen haben. Es ist wichtig zu erwähnen, dass diese Art von Massage zu Beginn Ihre Beschwerden noch verstärken kann. Die Therapeuten benutzen festen Druck und fokussieren sich darauf, bestimmte Muskeln zu bearbeiten und nicht so sehr auf eine generelle Entspannung, wie es bei der Schwedischen Massage der Fall ist. Sie beginnen damit, das Gewebe in der Umgebung des Muskels zu erwärmen; gehen dann mit ihren Fingern zu der Stelle, wo es wehtut, und konzentrieren sich auf den Muskel, der das Problem verursacht. Sie suchen und finden die Trigger-Punkte, die sich in jedem Muskel befinden, und ermöglichen ihm mittels festen Drucks, sich zu entspannen. In Anbetracht der Tatsache, dass exakt der schmerzende Bereich massiert wird, kann es sehr unangenehm sein, bis Ihr Körper schließlich loslässt.
Ich (Robert) habe die Schwedische Massage und Heilmassage als Teil meiner Ausbildung zum Naturheilpraktiker erlernt, was mir tiefere Einblicke in diese beiden Therapien ermöglichte. Zu unserer Ausbildung gehörten viele Stunden Praktikum, in denen wir unter Aufsicht Klienten behandelten. Die Leute kamen herein, beschrieben ihre Beschwerden, und dann machten wir uns an die Arbeit.
Zu diesem Zeitpunkt hatte ich schon seit Jahren an der Entwicklung meiner Spiritualität gearbeitet und gelernt, wie ich mich auf den physischen Körper einstimmen konnte. Ich entdeckte, dass ich fühlen konnte, wenn die Muskeln eines Klienten ihre Spannung losließen, was in der Regel nach 15 bis 20 Minuten Massage der Fall war. Leider wurde von mir erwartet, den Rest der vereinbarten Stunde weiterzuarbeiten, und während ich also weiter massierte, konnte ich fühlen, wie

die Bereiche unter meinen Fingern erneut irritiert wurden. Am Ende der Session waren diese armen Muskeln wieder genauso angespannt wie vorher. Ich erwähnte dieses Gefühl gegenüber meinen Vorgesetzten, aber sie hörten nicht auf meine Warnung. Es ist leicht, sich selbst weiteren Schaden zuzufügen, wenn Sie die Signale ignorieren, die Ihr Körper Ihnen gibt. Eine einstündige Massage kann ein luxuriöses Geschenk sein, aber nur, wenn sie ausgewogen ist. Wir fühlen, dass die beiden Massagearten am besten zusammen ausgeführt werden sollen – zunächst die Heilmassage, bis die Muskeln ihre Verspannung loslassen, danach die sanften, rhythmischen Bewegungen der Schwedischen Massage über den ganzen Körper.

Das ist der Grund, warum es so wichtig ist, Erkundigungen über Ihren Massagetherapeuten einzuholen und ihn oder sie zu fragen, wie sie auf der intuitiven Ebene arbeiten. Sie werden vielleicht überrascht sein herauszufinden, dass viele beliebte Therapeuten hoch spirituell sind. Manche halten diese Tatsache unter Umständen geheim, um potenzielle Kunden nicht abzuschrecken. Diese werden jedoch schnell verstehen, dass die Spiritualität des Therapeuten genau der Grund ist, warum sie zu ihm (oder ihr) geführt wurden. Fragen Sie auch, ob der Therapeut während der Massage Aromatherapie einsetzt. Das ist eine angenehme Zugabe, da der Duft Ihre Sinne auf der physischen, emotionalen und spirituellen Ebene anregt. Ihr Körper lässt Spannungen los, während Sie den köstlichen Duft der heilenden ätherischen Öle einatmen. Manche Therapeuten werden Duftmischungen zusammenstellen, die genau auf Ihre individuellen Bedürfnisse abgestimmt sind.

Bowen-Therapie

Die Bowen-Therapie ist eine in Australien entwickelte, nichtinvasive, therapeutische Form von Körperarbeit, die sich mittlerweile auf der ganzen Welt immer größerer Beliebtheit erfreut. Das Ganze begann mit Tom Bowens Arbeit mit Schmerzpatienten. Er massierte spezifische Bereiche mit leichtem Druck oder einer kleinen rollenden Bewegung, wobei er seiner intuitiven Führung folgte. Die meisten Patienten fühlten eine sofortige Erleichterung! Dies sprach sich herum, und Patienten kamen von weither, um sich von ihm behandeln zu lassen. Nach seiner eigenen Aussage behandelte er 1973 wöchentlich 280 Patienten und im gesamten Jahr 1976 ungefähr 13 000. Diese erstaunliche Anzahl legt Zeugnis für Bowens intuitive Führung ab und zeigt, dass er die Menschen auf einer tiefen Ebene heilte. Nach vielen Jahren erfolgreicher Arbeit begann er, seine Methoden zu lehren, und seit seinem Tod 1982 lebt seine Technik als Bowen-Therapie weiter.

Während einer Bowen-Behandlung wird Ihr Therapeut dafür sorgen, dass Sie sich entspannt und sicher fühlen, bevor er beginnt, spezifische Bereiche Ihres Körpers mit leichten Bewegungen zu massieren. Diese Manipulationen lösen heilende Reaktionen aus; ein Eingriff an einer bestimmten Stelle sorgt dafür, dass diese Schwingung durch die ganze Länge des Muskels geht, so als würde man eine Gitarrensaite zupfen. Das ist der Grund, warum ein Therapeut häufig an anderen Bereichen arbeitet als an denen, wo Sie die Schmerzen spüren.

Ein ungewöhnlicher Aspekt einer Bowen-Behandlung besteht darin, dass der Therapeut zwischen den einzelnen Bewegungen kurze Pausen einlegt, was Ihrem Körper erlaubt, die übermittelten Botschaften wirklich setzen zu lassen. Es ist am besten, Ihr System nicht mit zu vielen Botschaften auf einmal zu überladen, und diese kurzen Unterbrechungen erlauben dem Therapeuten zu beobachten, wie Ihr Körper auf jeden leichten Eingriff reagiert. Dann kann er einschätzen, welche Bewegung als nächste folgen muss; oder ob dem Körper ein wenig mehr Zeit gegeben werden sollte, sich selbst ins Gleichgewicht zu bringen.

Die Bowen-Therapie korrigiert physisches Ungleichgewicht und bedient sich der Erinnerung Ihrer Muskeln, um Ihren Körper wieder in einen Zustand der Harmonie zu bringen. Diese Therapie initiiert eine Kaskade von heilenden Reaktionen, die bis zu 48 Stunden später ihre Wirkung weiterentfalten. Während Sie also unter Umständen unmittelbar nach einer Behandlung keine Veränderung bemerken, wird sie bald danach eintreten.

Oft fühlen Bowen-Klienten sofort eine leichte Besserung, die im Laufe des Tages noch zunimmt. In manchen Fällen sind nicht mehr als vier oder fünf Behandlungen erforderlich, und manche Beschwerden sind schon nach einer einzigen Sitzung geheilt.

Fragen Sie Therapeuten, auf welche Weise sie arbeiten, bevor Sie Termine vereinbaren. Manche Therapeuten werden den Raum vorübergehend verlassen, um Ihrem Körper ungestört Zeit zu lassen, die Reaktionen auszulösen, die er braucht. Intuitive Therapeuten werden in der Regel im Raum bleiben wollen, und manche ziehen es vor, während der Behandlung mit Ihnen zu reden und Ihnen zu helfen, gespeicherte Emotionen oder Stress loszulassen. Am Anfang gab es eine strikte Regel, die besagte, man solle keine anderen Therapien zusammen mit Bowen benutzen. Heute halten sich viele Therapeuten nicht mehr daran, da sie sehen, welche Vorteile es bringen kann, andere Methoden hinzuzufügen. Manche Bowen-Therapeuten wenden mittlerweile in den Pausen bestimmte Energiemethoden an, um die Ihrem Körper innewohnende Fähigkeit zur Selbstheilung zu aktivieren.

Wenn Sie sich entscheiden, andere Therapieformen neben Bowen zu benutzen, achten Sie darauf, dass die richtige Reihenfolge eingehalten wird. Da es sich bei Bowen um eine subtile Technik handelt, können plumpere Therapieformen ihre Wirkung zunichtemachen. Sorgen Sie einfach dafür, Ihre chiropraktische Behandlung, Physiotherapie oder Massage einen oder zwei Tage *vor* einer Bowen-Behandlung zu legen, um den größtmöglichen Segen aus all diesen Methoden zu gewinnen!

Physiotherapie

Die Physiotherapie schließt unter anderem Dehnungen, bestimmte Übungen und Reha-Techniken ein. Ein Physiotherapeut wird die Muskeln, die Ihnen Schmerzen bereiten, isolieren und versuchen, Ihren Körper wieder so beweglich zu machen, wie er sein sollte. Zuweilen assistieren diese Therapeuten bei den Übungen, indem sie Ihre Muskeln an den exakten Punkt der Einschränkung bringen und ihn dann leicht drücken, um noch ein wenig tiefer zu gehen. Das kann zunächst unangenehm sein, doch wenn es richtig gemacht wird, garantiert es Ihnen größere Flexibilität. Manche Therapeuten arbeiten außerdem mit Ultraschall-Geräten, um Muskeln auf einer tieferen Ebene zu heilen, indem sie Energiewellen in Ihren Körper senden und ihn dazu veranlassen, sich selbst zu reparieren.
Physiotherapeuten kennen sich mit den Muskeln des Körpers sehr gut aus. Sie sind in der Lage, Ihre Beschwerden einzuschätzen und zu erklären, welche Körperbereiche das Problem verursachen. Wenn Sie besonders empfindsam sind, sagen Sie es Ihrem Therapeuten und bitten Sie ihn, mit einer sanfteren Herangehensweise anzufangen. Sobald Sie an die Behandlung gewöhnt sind, werden Sie kein Problem haben, die empfohlenen Dehnungen durchzuführen.

Chiropraktik

Ein Chiropraktiker arbeitet an den strukturellen Verschiebungen der Wirbelsäule, indem er durch manuelle Manipulationen Ihre Wirbel wieder ins Lot bringt. Wenn Sie schon lange bestehende Probleme haben, kann es sein, dass mehrere Behandlungen erforderlich sind. Es ist wichtig, Ihren Chiropraktiker zu fragen, was die Situation verursacht haben könnte und ob es irgendetwas gibt, das Sie in Ihrem täglichen Leben tun sollten, damit es Ihnen besser geht. Das Wissen um Ihren Körper und den Ursprung Ihrer Schmerzen kann ein ungeheuer machtvolles Werkzeug sein.

Manche Chiropraktiker richten ihren Fokus auf die temporäre Linderung der Symptome, anstatt die zugrunde liegende Ursache Ihrer Beschwerden zu behandeln. Suchen Sie sich einen Therapeuten, der Sie individuell behandelt und auf Ihre individuelle Situation eingeht. Wenn ein Therapeut allen Patienten stets die gleiche Behandlung gibt und Ihnen sagt, Sie sollten in zwei Wochen wiederkommen, wäre es ratsam zu überlegen, einen anderen Chiropraktiker zu finden. Sie möchten jemanden, dessen Fokus auf Heilungsarbeit ausgerichtet ist und nicht darauf, mehr Klienten anzulocken und mehr Termine zu buchen. Der Gedanke, dass jemand Ihre Wirbelsäule manipuliert, kann erschreckend sein, daher vergessen Sie nie, zunächst die Referenzen Ihres Therapeuten zu prüfen. Ein Therapeut, der seine (oder ihre) Ausbildung weiterführt und jedes Jahr Seminare und Trainingstage absolviert, wird ein großer Segen für Ihre Gesundheit sein.

Akupunktur

Die heilende Methode der Akupunktur ist Tausende von Jahren alt und Bestandteil der Traditionellen Chinesischen Medizin. Sie basiert auf der Idee, dass es Energiekanäle – sogenannte *Meridiane* – gibt, die durch den Körper laufen und ihn mit Lebensenergie (Chi) versorgen. Wird dieser Energiefluss durch ein Ungleichgewicht oder Blockaden gestört, so können laut Traditioneller Chinesischer Medizin dadurch Schmerzen und andere Gesundheitsprobleme verursacht werden. Es ist vergleichbar mit Wasser: Ohne Bewegung stagniert es und wird schal, doch frei fließendes Wasser ist ein essenzieller Bestandteil des Lebens.

Akupunkteure haben sehr spezifische Bereiche des Körpers identifiziert, die als Akupunkturpunkte dienen. Wenn sie aktiviert werden, öffnen diese Punkte die Schleusentore der Energie und erlauben dem Körper, sich selbst zu heilen. Winzige hauchdünne Nadeln werden in diese Punkte gesetzt und eine

Zeitlang dort belassen, in der Regel zwischen 15 Minuten und einer Stunde. Selbst Personen, die normalerweise Angst vor Nadeln haben, sagen, dass sie die Akupunktur nicht fürchten – die Vorteile wiegen die Angst auf! Achten Sie jedoch darauf, dass Ihr Therapeut die notwendigen hygienischen Maßnahmen befolgt. Er oder sie sollte *niemals* gebrauchte Nadeln wiederverwenden und muss sie in einen eigens dafür vorhandenen Behälter entsorgen.

Die moderne Forschung hat herausgefunden, dass Akupunktur tatsächlich funktioniert, auch wenn Wissenschaftler die Gründe dafür nicht genau kennen, da sie dem Wissen der Traditionellen Chinesischen Medizin keine große Bedeutung beimessen. Doch vielleicht ist es nicht so wichtig zu verstehen, wie Akupunktur funktioniert, wenn die Resultate für sich sprechen. Am besten fragen Sie Freunde und Familienmitglieder, die Erfahrungen mit Akupunkturbehandlungen gemacht haben. Sie werden feststellen, dass die meisten über positive Resultate berichten werden.

Ich (Robert) habe zum Beispiel nie viel Erfolg bei der Behandlung von Fersensporn. Ich arbeite zwar mit Patienten, um ihre Beschwerden zu erleichtern, doch meistens ist der Erfolg nur vorübergehend. So lange sich der Fersensporn nicht aufgelöst hat oder operativ entfernt wurde, kommt der Schmerz immer wieder. Es gibt ein paar naturheilkundliche Methoden, die – theoretisch – den Fersensporn auflösen können, doch ist dies ein sehr langwieriger Prozess. Davon abgesehen habe ich mehrere Patienten zu Akupunkteuren geschickt, und schon nach wenigen Behandlungen trat bei ihnen eine langfristige Verbesserung ein. Mittlerweile können sie alle wieder schmerzfrei gehen.

Eine Frau wurde von ihren Magenschmerzen geheilt, indem sie auf ihre geistige Führung hörte und es mit Akupunktur versuchte. Weil sie ihre Akne loswerden wollte, verschrieb der Arzt ihr ein Medikament, das unter anderem ihren Hormonhaushalt veränderte. Ungefähr einen Monat lang war sie sehr zufrieden mit dem Medikament, doch dann stellten sich plötzlich schlimme Nebenwirkungen ein. Jeden Morgen, wenn sie aufwachte, fühlte sie sich niedergeschlagen und müde. Es dauerte nicht lange, und sie hatte so scheußliche Magenschmerzen, dass sie nichts mehr essen konnte und oft stundenlang weinen musste.

Sie rief ihren Arzt an, um einen Termin auszumachen, aber etwas sagte ihr, dass sie nach alternativen Möglichkeiten suchen musste. Sie nahm sich die Zeit, über die Situation zu meditieren, und spürte deutlich, dass ihre Engel wünschten, sie möge etwas Neues ausprobieren. Sie fühlte sich angeleitet, Kontakt mit einer Freundin aufzunehmen, die sich gut mit Traditioneller Chinesischer Medizin auskannte. Diese Freundin empfahl ihr einen Arzt, der ihr vorschlug, sich akupunktieren zu lassen. Schon nach ihrer ersten Behandlung fühlte sie sich wie ausgewechselt! Sie hatte mehr Energie, und die Magenschmerzen waren weg. Daraufhin folgte diese Frau weiterhin der Führung ihrer Engel und setzte die Akupunktur-Behandlung fort. Heute ist sie voller Energie, gesund und frei von Schmerzen!

Finden Sie den passenden Heiler

Sie werden es fühlen, wann Sie den richtigen Heiler gefunden haben. Bitten Sie Ihre Engel, Sie zu führen, indem Sie sagen:

»Lieber Gott, liebe Engel, bitte gebt mir klare Zeichen, die ich problemlos verstehen und interpretieren kann, um mir zu zeigen, welcher Heiler für mich der richtige ist. Ich bitte darum, dass der Betreffende heiter und voller Mitgefühl ist und seinen Worten Taten folgen lässt. Ich vertraue eurer göttlichen Entscheidung und weiß, dass ihr mir den perfekten Heiler schicken werdet. Danke.«

Viele Leser haben uns berichtet, wie sie auf wundersame Weise zu dem richtigen Therapeuten geführt wurden, indem sie ähnliche Gebete gesprochen haben. Wenn Sie mit intuitiven Heilern arbeiten, können diese Ihnen alternative Vorschläge machen, die Ihnen vielleicht noch nie in den Sinn gekommen sind. Sobald Sie den Engeln erlauben, Sie zu führen, wird Ihre Heilung beginnen.

Viele Menschen hatten heilende Begegnungen mit Personen, die danach auf mysteriöse Weise verschwanden. Tiina Agur, eine Frau aus Estland, die in Luxemburg arbeitet, litt unter starken Schmerzen in der Hüfte und erlebte, wie ein Engel sie durch ihre Hüftoperation begleitete.
Die Operation fand im Jahre 2014 statt (am neunten Tag des neunten Monats um neun Uhr morgens). Sie fühlte sich angenehm entspannt, als sie in den Operationssaal geschoben wurde. Die Krankenschwester hatte sie in grüne Laken gewickelt, in denen sie sich warm und wohlig fühlte.
Eine Frau, die aussah, als sei sie um die 65, erschien plötzlich an ihrem Bett. Sie trug einen Operationskittel und eine Art Haarnetz. Sie sah irgendwie nordisch aus: strahlend blaue Augen; gebräunt, so als würde sie sich meistens im Freien aufhalten; jede Menge Fältchen; und ein sanftes, liebevolles Lächeln. Die Frau nahm Tiinas Hand in ihre beiden Hände und hielt sie lächelnd, während sie sagte: »Hallo, ich bin Ihre Anästhesistin.« Tiina empfand es als extrem freundlich von ihr, sich einen Moment Zeit zu nehmen und sie auf diese Weise zu beruhigen. An das, was danach kam, erinnert sie sich nicht mehr. Ihr letzter Gedanke war, wie friedlich sie sich fühlte mit dieser freundlichen Frau an ihrer Seite, die über sie wachte.
Am nächsten Tag tauschten Tiina und ihre Bettnachbarin ihre Erfahrungen aus. Sie erwähnte, wie liebevoll die ältere Frau gewesen war und wollte wissen, ob ihre Zimmernachbarin die gleiche Anästhesistin hatte. Die Frau verneinte und sagte, dass

es in ihrem Fall ein junger Mann gewesen war. Immer noch neugierig, fragte Tiina mehrere Krankenschwestern, ob sie die Anästhesistin kannten. Sie alle sagten, dass es in diesem Krankenhaus keine solche Ärztin gab. Und kopfschüttelnd fügten sie hinzu, dass Tiina das Ganze wahrscheinlich geträumt habe.
Tiina wusste, dass es sich nicht um einen Traum handelte und dass ihre Anästhesistin ein Engel gewesen war. Heute gewöhnt sie sich langsam an ihre neue Hüfte. Wann immer sie Unwohlsein verspürt, denkt sie an das liebevolle Gesicht ihrer Anästhesistin, und schon fühlt sie sich besser.

Karen Malone träumte Zeit ihres Lebens davon, Flugbegleiterin zu werden. Sie erreichte ihr Ziel, und jedes Mal, wenn die Maschine abhob, war sie aufs Neue hingerissen über das Wunder des Fliegens. Liebevoll nannte sie das Flugzeug »mein Büro«. Sie ahnte nicht, dass sie die Antwort auf ihre Gebete an Bord eines Flugzeugs finden würde.
Kurz vor jenem schicksalhaften Flug hatte Karen ihre geliebte Mutter verloren und den Zusammenbruch ihrer Ehe erleben müssen. Diese emotionalen Traumata traten innerhalb weniger Wochen ein. Darüber hinaus litt Karen unter furchtbaren Rückenschmerzen. Sie ging zum Arzt und ließ sich gründlich untersuchen, doch trotz einer Reihe von Tests konnten die Ärzte keine Erklärung für ihre Schmerzen finden. Ein Rückenspezialist verschrieb ihr diverse Medikamente, aber ihre Schmerzen gingen dadurch nicht weg, sondern schienen nur noch schlimmer zu werden.
Während dieser Zeit entdeckte Karen ihre Spiritualität. Sie begann, ihre Engel um Hilfe zu bitten, und hieß sie in ihrem Leben willkommen. An manchen Tagen gelang es ihr nur unter großen Schmerzen, sich anzuziehen und zur Arbeit zu fahren, doch sie gab nicht auf. Sie hatte Angst vor dem, was die Zukunft bringen würde, da sie auf keinen Fall die Freude am Fliegen aufgeben wollte.

Auf einem Nachtflug von Küste zu Küste in Amerika, als sie gerade Getränke servierte, fragte ein elegant aussehender Passagier sie: »Was ist los mit Ihrer Hüfte?« Als Flugbegleiterin hatte Karen schon so ziemlich alles an Anmache gehört, was man sich vorstellen kann. Also betrachtete sie dies als eine weitere bizarre Frage, die Passagiere an sie richteten. Sie dankte dem Mann freundlich für sein Interesse und sagte, dass es ihr Rücken war, der ihr Probleme bereitete. Nicht zufrieden mit ihrer Antwort, bestand der Passagier darauf, dass sie Probleme mit der Hüfte hatte. Er sagte, dass er sie nach dem Flug besuchen würde. In der Vergangenheit hatten Passagiere ihr schon alle erdenklichen Heilanwendungen vorgeschlagen, daher erwartete sie eine weitere Verkaufsmasche. Stattdessen sollte ihre Begegnung mit diesem Mann ihr Leben für immer verändern.

Der Mann war ein Arzt, der nicht mehr praktizierte. Er erklärte, dass seine eigenen Beschwerden zu seinem vorzeitigen Ruhestand geführt hatten. Er überreichte Karen ein Stück Papier, auf dem Name und Telefonnummer einer Krankenschwester standen, mit der dringenden Aufforderung, sofort nach der Landung einen Termin auszumachen. Er sagte ihr, dass es in Atlanta ein Team von Spezialisten gab und sie ihnen sagen sollte, dass er sie geschickt hatte. Seine aufmunternden Worte zum Abschied waren: »Diese Menschen werden Ihnen Ihr Leben zurückgeben.«

Kann das wahr sein?, fragte Karen sich. War es möglich, dass Gott dafür gesorgt hatte, dass dieser Mann auf demselben Flug war wie sie, um ihr zur Heilung zu verhelfen? Sie behielt den Zettel mit der Telefonnummer, befolgte die Anweisung des Arztes jedoch nicht sofort. Stattdessen ertrug sie eine weitere Serie von Injektionen, die ihr nur wenig Erleichterung brachten. Eines Tages, kaum in der Lage zu gehen, fand Karen das Stück Papier mit dem Namen und der Telefonnummer und rief an. Sie hatte alle anderen Optionen ausprobiert, ohne Erfolg, und war bereit, Alternativen zu versuchen. Selbst als sie sich anschickte, eine Nachricht auf den Anrufbeantworter zu sprechen, glaubte sie immer noch nicht, dass es helfen würde. Dennoch hinterließ sie eine weitschweifende Nachricht und fragte, ob sie an Engel glaubten, weil der Mann, der ihr im Flugzeug die Nummer gegeben hatte, wahrscheinlich ein Engel war und ihr ans Herz gelegt hatte, anzurufen.

Eine Viertelstunde später rief eine Krankenschwester zurück und sagte: »Ja, ich glaube an Engel, und wir lieben den Arzt, der sie an uns weiterempfohlen hat. Wie können wir Ihnen helfen?«

Tränen der Freude liefen über Karens Gesicht, als sie ihre Geschichte erzählte. Die Krankenschwester versicherte ihr, dass sie innerhalb der nächsten paar Monate einen Behandlungstermin bekommen würde. Karen erklärte, dass sie die Schmerzen nicht mehr so lange aushalten konnte. Die Schwester hegte Mitgefühl für sie und gab ihr einen Termin zwei Tage später, der kurz zuvor abgesagt worden war.

Karen wurde der Obhut eines ausgezeichneten jungen Arztes übergeben und erfolgreich an der Hüfte operiert. Und dann, zwei Monate später, wurde sie noch einmal operiert. Als sie aus der Narkose erwachte, saß der Arzt neben ihrem Bett. Er sagte: »Heute haben wir Ihnen Ihr Leben zurückgegeben.« Zuerst wunderte Karen sich, ob sie vielleicht auf dem Operationstisch gestorben war. Doch dann erklärte der Arzt, dass er einen großen Knochensporn auf ihrer Hüfte gefunden hatte, der ihr Hüftgelenk beeinträchtigt und ein Loch im Hüftknochen verursacht hatte. Wäre er nicht entdeckt und entfernt worden, hätte Karen den Rest ihres Lebens im Rollstuhl verbringen müssen.

In einer Höhe von 10 000 Metern brachten die Engel Karen die heilende Empfehlung, die sie brauchte! Sechs Wochen später konnte sie ihren geliebten Job wieder aufnehmen: schmerzfrei, mit Freuden und aufrecht stehend.

Vertrauen Sie Ihrer Führung

Manchmal scheint die Führung, die wir erhalten, nicht wirklich Sinn zu machen. Doch anstatt sie einfach abzutun, schauen Sie näher hin, um zu sehen, was passiert. Mein (Doreens) Mann, Michael, litt unter starker Migräne, die während Sonneneruptionen noch schlimmer wurde. Aufgrund seiner hohen Sensitivität vertrug er keine normalen Schmerzmittel – und wollte sie auch nicht! – also versuchte er es zunächst mit diversen natürlichen Therapien. Doch nichts half. Dann fragten wir Robert um seinen Rat, und er verschrieb Michael *Ginkgo biloba*, ein Kräuterheilmittel. Ginkgo biloba verbessert den Blutkreislauf im Kopf und hilft, den Druck abzubauen. Nach der Einnahme ging es Michael ein wenig besser, doch hatte er immer noch große Schmerzen.
Michael schaute nach innen und fragte seinen Körper, was er brauchte. Er empfing die Führung, dass sein Körper wie eine Batterie war, oder eine elektrische Leitung. Er sah, dass Apfelweinessig mit Honig helfen würde, seinen Körper zu alkalisieren und der Batterie die Möglichkeit gab, sich wieder aufzuladen. Es funktionierte! Heute trinkt er zwei- bis dreimal pro Tag Apfelessig und hatte seitdem keine einzige Migräne mehr.

Rachael White erhoffte sich Hilfe von konventionellen Medikamenten, folgte jedoch letzten Endes ihrer inneren Führung, um die Schmerzen ihres Sohnes zu heilen. Er litt seit seinem fünften Lebensjahr unter schwerer Dermatitis (Ekzem), die sich ständig verschlimmerte. Eines Tages schickte ihn die Lehrerin von der Schule nach Hause, weil seine Haut gerissen war und blutete, was die Schulleitung als ein Gesundheitsrisiko für die anderen Schüler betrachtete. Er durfte nicht mehr am Sportunterricht teilnehmen, und seine Mitschüler hänselten ihn wegen seiner Haut. Die Dermatitis hielt ihn zudem vom Schwimmen im Meer ab, weil das Salzwasser seine Wunden noch mehr reizte.

Rachael bat ihren Hausarzt um Hilfe, doch war sie verzweifelt, als sie seine Antwort hörte: »Es tut mir leid, aber es gibt nichts, was ich für Ihren Sohn tun kann.« Sofort ließ sie sich einen Termin beim Dermatologen geben, der ihr empfahl, ihren Sohn in ein Bad mit Bleichmittel zu stecken! Er fügte hinzu, dass dies jede bakterielle Entzündung abtöten und der Haut Zeit geben würde, zu heilen. Rachael lehnte höflich ab und sagte, sie würde sich nach weiteren alternativen Möglichkeiten umschauen, bevor sie etwas so Drastisches ausprobieren würde.
Das war der Moment, wo Rachael begann, ihren spirituellen Weg aufzunehmen. Ihre Engel leiteten sie an, eine Kombination von ätherischen Ölen, optimaler Ernährung und Meditation zu benutzen, um ihren Sohn zu heilen. Heute ist er neun Jahre alt, und die Dermatitis gehört der Vergangenheit an!

Teil III

Spirituelle Lösungen zur Heilung von Schmerzen

Kapitel 9
Energetische Methoden zur Schmerzheilung

Negative Energie ist die Ursache allen Leidens. Je mehr Negativität Sie ansammeln, desto anfälliger werden Sie für ihre Auswirkungen. Die Negativität nimmt in diesem Teufelskreis immer weiter zu – je mehr Schmerzen Sie haben, desto mehr negative Energie ziehen Sie an. Doch wenn Sie die Dunkelheit beseitigen, können Sie die liebevolle Präsenz Ihrer Engel fühlen. Sie werden sich daran erinnern, dass Sie in Wahrheit bereits perfekt, unversehrt und vollkommen sind und es immer schon waren. Es ist nur die *Illusion* von Schmerz, die Sie niederdrückt.

Lassen Sie uns den Schmerz mit ein paar energetischen Heilmethoden aus Ihrem kostbaren Körper entfernen, damit Ihre Gesundheit wieder vollkommen hergestellt wird.

Verbindung mit der Natur

Mutter Natur ist eine wunderbare Heilerin. Ein Großteil unserer Beschwerden und Schmerzen können nicht zuletzt auf die Tatsache zurückgeführt werden, dass so viele von uns den größten Teil ihres Lebens, privat wie beruflich, drinnen verbringen. Ein unnatürlicher Zustand für jedes Lebewesen, einschließlich uns Menschen. Wir sind nicht dazu geschaffen, klimatisierte Luft zu atmen oder stundenlang bei künstlichem Licht zu arbeiten. Tatsächlich zeigen Studien, dass viele Zivilisationskrankheiten genau dann aufzutreten begannen, als künstliche Beleuchtung die Norm wurde!

Wir brauchen Sonnenlicht, um die Produktion des Wohlfühl-Hormons Serotonin in unserem Gehirn anzuregen. Serotonin ist außerdem der Vorläufer von Melatonin, das der Körper benötigt, um schlafen und sich selbst heilen zu können. Serotonin reguliert die Schmerzreaktion und kann ihre Intensität mildern. Ohne eine ausreichende Produktion dieser chemischen Verbindungen wachen wir auf und fühlen uns müde, alles tut uns weh, wir sind schlecht gelaunt und haben ein Verlangen nach Junkfood.

Darüber hinaus brauchen wir Sonnenlicht, um sicherzugehen, dass unser Körper ausreichend Vitamin D produziert. Auch wenn Sie keinen Sonnenbrand bekommen möchten, ist es doch genauso schädlich, die Sonne total zu meiden. Die Engel sagen, dass das volle Lichtspektrum für unsere optimale Gesundheit nötig ist; das Regenbogen-Prisma des Sonnenlichts nährt jede der Farben im Chakra-System, da es selbst die Farben des Regenbogens enthält. Wenn Sie zum Beispiel unter Magenproblemen oder Machtkämpfen leiden, würde das Gelb im Lichtspektrum die Lösung dieser Probleme fördern, weil Gelb die Farbe des Solarplexus-Chakras ist, das mit diesen Themen verbunden ist.

Bitte lesen Sie aufmerksam die Liste der Zutaten bei Sonnenschutzmitteln, bevor Sie sie anwenden. Viele dieser Produkte sind randvoll mit toxischen Chemikalien. Die Poren Ihrer Haut sind wie winzige Münder, die die Cremes und Lotionen trinken, die Sie auf Ihre Haut geben. Achten Sie immer darauf, Bio-Sonnenschutzmittel zu kaufen, die Sie in jedem Naturkostladen oder im Internet finden können.

Darüber hinaus sagen die Engel, dass auch Mondlicht, das Licht der Sterne sowie Sonnenuntergänge und Sonnenaufgänge unser allgemeines Wohlbefinden verbessern und unsere Schmerzen heilen:

- *Sonnenaufgang:* Einen Sonnenaufgang zu betrachten weckt die Chakras und kurbelt auf natürliche Weise unsere Energie an. Diese Vitalität hilft uns, motiviert und mit einer positiven

Einstellung die Ziele zu erreichen, die wir uns für diesen Tag gesetzt haben.

- *Sonnenuntergang:* Einen Sonnenuntergang zu erleben ermöglicht unseren Chakras, sich zu entspannen und hilft uns, gut zu schlafen. Er reinigt uns von den Aktivitäten des Tages und sorgt dafür, dass alle Schmerzen verschwinden.
- *Sternenlicht:* Abends hinauszugehen und im Sternenlicht zu baden, regt unsere Kreativität und künstlerischen Fähigkeiten an. Das sind die Momente, in denen wir Anregungen finden, unsere Schmerzen zu überwinden. Gedanken über neue Behandlungsformen, die wir zuvor noch nicht in Betracht gezogen hatten, können uns wie aus dem Nichts zufliegen, und wir werden zu dem für uns perfekten Arzt oder Heiler geführt.
- *Mondlicht:* Seit Urzeiten haben unsere Ahnen sich unter den Vollmond gestellt. Sie betrachteten es als eine wirkungsvolle Methode, um alles Negative und Toxische loszulassen.

Heilsteine-Therapie

Heilsteine sind Kristalle, denen bestimmte Energien innewohnen. Wenn Ihre spirituellen Fähigkeiten erwachen, werden Sie das sanfte Pulsieren von Energie fühlen, sobald Sie einen solchen Stein in der Hand halten. Heilsteine speichern und strahlen heilende Energie aus, die Ihr Körper leicht absorbieren kann. Wenn Sie mit einem Heilstein meditieren und Ihre Absicht formulieren, gibt dies dem Stein die Möglichkeit, seine Kraft in die gewünschte Richtung zu lenken.
Nachstehend finden Sie einige wundervolle Heilsteine, mit deren Hilfe Sie Schmerzen heilen können:

- *Amethyst* verwandelt die niedere Energie von Angst in Liebe. Er stärkt Ihre Intuition, damit Sie den für Sie richtigen Weg erkennen.

- *Rosenquarz* öffnet Ihr Herz und lässt Frieden einkehren. Alles, was aus einem Gefühl der Liebe kommt, ist heilend.
- *Schwarzer Achat* beseitigt Angst und Stress und beruhigt Ihre Nerven.
- *Schwarzer Onyx* zieht sowohl alte Schmerzen als auch die *Erwartung* von Schmerzen aus Ihrem Körper.

Zu den anderen Heilsteinen, die Ihnen Erleichterung bringen können, gehören Granat, Bergkristall, Ametrin, Karneol, roter Jaspis, Sodalith, Fluorit und Tigerauge. Tragen Sie diese Kristalle bei sich, oder arbeiten und schlafen Sie neben ihnen, um ihre heilende Hilfe zu empfangen. (Im Anhang empfehlen wir die besten Heilsteine für bestimmte Beschwerden.)

Reinigen Ihrer Heilsteine

Heilsteine sind sensible Instrumente, die schnell negative Energien absorbieren können; daher ist es am besten, Ihre Heilsteine vor dem Gebrauch zu reinigen. Damit zeigen Sie den Heilsteinen Ihre Wertschätzung. Zudem beseitigt es alle Spuren aus der Vergangenheit – die Energien früherer Besitzer, Länder und Umgebungen – und lässt reine Heilungsenergie zurück. Heilsteine gibt es überall auf der Erde; sie müssen es ertragen, aus der Erde gebrochen, von Minenarbeitern sortiert, von Großhändlern verpackt, von Einzelhändlern mit einem Preis versehen und von Kunden berührt zu werden, bevor sie schließlich ihren Weg zu Ihnen finden. Durch diesen langen Weg können sie müde und ihrer Energie beraubt werden.
Wir empfehlen Ihnen, Ihre Heilsteine zu reinigen, wenn Sie längere Zeit nicht mit ihnen gearbeitet haben. Denken Sie daran, wie oft Sie jeden Tag an ihnen vorbeigehen. Heilsteine sind wie Schwämme. Da sie helfen wollen, läutern die Steine Sie kontinuierlich von schweren und niederen Energien. Die Heilsteine regelmäßig zu reinigen ist Ihre Möglichkeit, sich für die Heilung zu bedanken, die Sie unbewusst genossen haben.

Es gibt verschiedene Möglichkeiten, Ihre Kristalle zu reinigen. Wählen Sie eine Methode, die sich für Sie richtig anfühlt. Viele Menschen baden ihren Stein in einer Schüssel mit Salzwasser; unserer Erfahrung nach ist das nicht optimal, da das Salz die Oberfläche des polierten Kristalls beschädigen und dazu führen kann, dass die Steine auseinanderbrechen. Versuchen Sie es stattdessen mit einer der folgenden sicheren Methoden:

- Vergraben Sie den Heilstein in einer Schüssel mit ungekochtem braunem Reis. Lassen Sie ihn über Nacht in der Schüssel, bevor Sie den Reis am nächsten Morgen entsorgen.
- Legen Sie den Heilstein in eine Schüssel mit frischen Blütenblättern; das wird ihn reinigen und mit neuer, positiver Energie aufladen.
- Zünden Sie Ihr Lieblings-Räucherwerk an und schwenken Sie den Stein durch den Rauch. Wenn Sie das Räucherwerk anzünden, bitten Sie darum, dass der Rauch alle negativen Schwingungen beseitigen wird. Stellen Sie sich vor, wie das Räucherwerk ein strahlend weißes Licht aussendet, das die heilenden Eigenschaften Ihres Heilsteins weckt.

Erzengel Michael versteht sich ausgezeichnet darin, Ihre Kristalle von negativen Energien zu klären. Bitten Sie ihn um seine Hilfe mit den Worten:

»Erzengel Michael, ich bitte dich, reinigende Energie in meine Heilsteine zu senden. Bitte erwecke ihr inneres Wissen, um zu heilen und zu inspirieren. Bitte bereite meine Steine für die Heilungsarbeit vor und bringe sie jetzt in Einklang mit meiner Energie. Danke.«

Programmieren Sie Ihre Heilsteine

Nachdem Sie Ihre Heilsteine gereinigt haben, ist es Zeit, sie mit positiver Energie aufzuladen. Das können Sie mit Hilfe eines

Gebetes tun: Öffnen Sie Ihr Herz und drücken Sie dem Heilstein Ihre Dankbarkeit aus. Oder Sie legen Ihre Steine einige Stunden ins Sonnen- oder Mondlicht.
Jetzt sind Ihre Heilsteine bereit, mit Ihren liebevollen Gedanken programmiert zu werden. Es ist wichtig, mit den Steinen zusammenzuarbeiten, anstatt Ihnen einfach nur zu sagen, was sie tun sollen. Sprechen Sie zu den Steinen, als seien es liebe Freunde, was sie tatsächlich sind. Schütten Sie ihnen Ihr Herz aus und halten Sie auch Ihre Sorgen und Ängste nicht zurück. Lassen Sie die Heilsteine genau wissen, worauf Sie hoffen. Erzählen Sie ihnen auch von Ihren bisherigen Erlebnissen. Vergessen Sie auch nicht zu erwähnen, dass Sie willens sind, alles zu akzeptieren, was Gott und die Engel Ihnen bringen werden. Sollten die himmlischen Kräfte einen leichteren Weg zum Erfolg sehen, seien Sie offen dafür! Es ist nicht nötig, bei der Programmierung Ihrer Kristalle irgendwelche speziellen Worte oder Sätze zu benutzen; allein Ihre Absicht ist von Bedeutung. Wenn Ihre Intention rein ist, werden Sie das bestmögliche Resultat erzielen.
Haben Sie den Mut, Ihre Komfortzone zu verlassen und aus Ihrem Herzen zu sprechen. Es mag sich ungewohnt anfühlen, mit einem Stein zu kommunizieren, doch versuchen Sie, ihm Ihre Situation zu erklären, so als würden Sie zu einem mitfühlenden Freund sprechen. Sie haben nichts zu verlieren – außer den Schmerz!

Heilsteinwasser

Heilsteine haben eine heilende Aura, die in Flüssigkeiten geleitet werden kann. Viele Heiler geben einfach Steine in ihr Trinkwasser; wenn dies auch bei einigen Quarzformen eine gute Sache ist, gibt es viele Minerale und Kristalle, die im Wasser schädliche Wirkungen entfalten. Selenit zum Beispiel löst sich unter Umständen total auf. Schwierig ist zudem, Staubpartikel und Keime hundertprozentig von der Oberfläche des Kristalls

zu entfernen, und Sie wollen sicher keinen Bakterien-Cocktail trinken!
Die Engel haben uns eine sichere und einfache Möglichkeit gezeigt, mit der Energie der Steine zu arbeiten. Die Energie der Heilsteine wird durch Glas hindurch ins Wasser geleitet. Daher müssen Sie nichts anderes tun, als Wasser in eine saubere Glasschüssel zu füllen und die heilenden Kristalle daneben zu legen. Sie werden von der Energie der Steine profitieren, ohne die Gefahr einer Verunreinigung.
Wählen Sie Steine, die Schmerzen heilen, wie zum Beispiel Amethyst, Schwarzer Onyx, Blauer Achat und Rosenquarz. Besonders Rosenquarz verleiht Ihrem Wasser eine sehr sanfte, beruhigende Energie, die Ihr Herz öffnet.
Sie können die Heilsteine am Abend vor dem Schlafengehen um Ihr Wasserglas arrangieren und am nächsten Morgen steht das Heilsteinwasser für Sie bereit.

Die Kraft des Mondes

Der Zyklus des Mondes gehört zu den Konstanten des Lebens. Sie können sicher sein, dass er kontinuierlich zunimmt und schließlich voll sein wird, bevor er erneut bis zu einer schmalen Sichel abnimmt und sich der Zyklus wiederholt. Wenn Sie sich auf diesen Rhythmus einstimmen, können Sie den perfekten Zeitpunkt bestimmen, um für Ihre Ziele zu beten – egal ob es sich dabei um Ihre Gesundheit oder andere Themen handelt.
Viele Religionen und spirituelle Praktiken sind eng mit dem Mondzyklus verbunden, zum Beispiel auch das Osterfest.
Die Tage, wenn der Mond allmählich immer mehr zunimmt, eignen sich perfekt, um für das zu beten, was Sie in Ihr Leben bringen wollen, wie Heilung, Fülle, gleichgesinnte Freunde und neue Chancen.
Und die zwei Wochen des allmählichen Abnehmens ist die ideale Zeit, Dinge loszulassen, seien es Toxine, Schmerzen, Kum-

mer oder Beschwerden jedweder Art. Indem Sie mit dieser einfachen universalen Wahrheit arbeiten, können Sie Ihren Gebeten eine zusätzliche Dimension der Kraft verleihen.

In Wahrheit gibt es nichts Wirksameres als Gebete. Sie verbinden sich mit der Macht des Göttlichen und erlauben all Ihren Engeln, das Beste für Sie zu erwirken. Wenn Sie um himmlische Unterstützung bitten, werden Ihre Bitten immer erfüllt.

Zuweilen kommt es vor, dass Sie die Führung, die der Himmel Ihnen zu geben versucht, ignorieren oder schlicht nicht wahrnehmen. Zum Glück werden Ihre Engel nie sauer, frustriert oder wütend. Ihre Liebe für Sie ist bedingungslos, und sie senden Ihnen so lange wichtige Botschaften, bis Sie diese verstehen. Sie wissen um Ihr Menschsein – auch wenn Sie in Wahrheit ein spirituelles Wesen sind, leben Sie nach wie vor auf der Erde und machen menschliche Erfahrungen. Was bedeutet, dass Sie dazu neigen, Fehler zu machen und sich schnell in den alltäglichen Aktivitäten des Lebens zu verfangen. Seien Sie versichert, dass Ihre Engel nie von Ihrer Seite weichen – nicht einmal eine Sekunde lang. Sie sind bei Ihnen und führen Sie auf jedem Schritt Ihres Weges.

Nachfolgend finden Sie die Beschreibung einer Vollmond-Zeremonie, die Sie vielleicht ausprobieren möchten. Fühlen Sie sich frei, sie nach Gutdünken zu modifizieren, und folgen Sie dabei Ihrer Intuition.

Vollmond-Zeremonie zum Loslassen

Sie brauchen dazu:

- eine weiße Kerze
- einen Stift
- ein Blatt Papier
- einen Amethyst

Bereiten Sie sich auf die Vollmond-Zeremonie vor, indem Sie sich entspannen und willens sind, alles loszulassen, was Ihnen

nicht länger dient. Vielleicht möchten Sie zuvor ein Bad oder eine Dusche nehmen, um sich zu reinigen.
Gehen Sie mit Ihrem Zubehör nach draußen und suchen Sie sich einen Ort, an dem Sie nicht gestört werden. Stellen oder setzen Sie sich so hin, dass Sie voll vom Mond beschienen werden. Sollten Wolken das Mondlicht verdecken, so macht das nichts; seine Energie wird sich auch dann intensiv auf Sie übertragen.
Halten Sie die weiße Kerze hoch zum Mond und sagen Sie:

»Bitte lass dein Licht auf alle Dinge scheinen, die sichtbaren und die unsichtbaren. Ich bitte dein Licht, meine Aura zu illuminieren und mich daran zu erinnern, dass ich in Wahrheit vollkommen gesund bin. Ich bin bereit, alles loszulassen, was mir nicht länger dienlich ist sowie alles, das mir in der Vergangenheit Schmerzen bereitet hat. Es ist Zeit, weiterzugehen. Bitte, Engel, helft mir bei dieser Heilung, während ich mich von allem reinige, was aus dem Gleichgewicht geraten ist. Danke.«

Zünden Sie die Kerze an und schauen Sie einen Moment lang in die Flamme. Das Licht reist vom Mond zu der Kerze, und von der Flamme zu Ihrem Herzen. Erlauben Sie der Wärme, Ihre Emotionen zu besänftigen und Ihnen den Mut zu geben, loszulassen.
Jetzt nehmen Sie den Stift zur Hand und schreiben oben auf das leere Blatt: *Ich bin bereit, loszulassen und mich zu befreien.* Dann listen Sie alles auf, was Sie nicht länger benötigen. Denken Sie dabei an Dinge wie Schmerzen, Unwohlsein, Unbehagen, Kummer, Wut, Ablehnung, Verbitterung, Eifersucht, Unversöhnlichkeit, Verwirrung und Zweifel.
Nun nehmen Sie den Amethyst in die Hand, halten ihn zum Mond empor und sagen:

»Amethyst, bitte transformiere alle diese negativen Gedanken und Gefühle in hohe Energie, Glück, Heiterkeit und Gesundheit.«

Wickeln Sie den Amethyst in das Blatt Papier, oder falten Sie es zusammen und legen den Stein darauf. Legen Sie ihn irgendwohin, wo Sie ihn regelmäßig, aber nicht ständig sehen. Zum Beispiel auf eine Kommode im Bad oder ein Regal im Arbeitszimmer.

Nach einem Monat öffnen Sie das Papier und holen den Stein heraus. Lesen Sie all die Dinge, die Sie loslassen wollten, und haken Sie diejenigen ab, die geklärt sind. Dann werfen Sie das Papier weg.

Wenn Sie wollen, können Sie diese Zeremonie auch für den vor Ihnen liegenden Monat durchführen.

Segnen des Wassers bei Vollmond

Die Engel haben uns angeleitet, die Energie des Wassers zu verbessern, das wir trinken. Durch dieses Ritual können auch Sie mit Ihrem Wasser die Vitalität und die Schwingung der Liebe zu sich nehmen.

Gabriel und die anderen Engel empfehlen Ihnen, Ihr Trinkwasser in das Licht des Vollmonds zu stellen, dessen Energie stark manifestationsfördernd ist. Erzengel Gabriel sagt, dass Sie Wasser in Glasflaschen aus dem Supermarkt nehmen oder ein spezielles Heilwasser zubereiten können, das sich mehrere Tage hält. Lassen Sie das Wasser über Nacht ruhen, und zwar bedeckt, um Verunreinigungen zu vermeiden. Wir haben festgestellt, dass ein mondgesegnetes Wasser süßer ist und eine spürbare Energie hat. Ein auf diese Weise veredeltes Wasser hilft Ihnen, Dinge loszulassen, die Ihnen nicht länger dienen, und neue, frische Energie für die nächste Phase Ihres Lebens willkommen zu heißen.

Baum-Therapie

Bäume sind machtvolle Heiler und Lehrer für Menschen, die sensibel genug sind, um ihre Stimmen zu hören. Ich (Doreen) habe unter Bäumen gesessen und in meinem Buch *Die Heilkraft der Feen* über ihre Botschaften geschrieben. Dabei habe ich festgestellt, dass jeder Baum (genau wie wir Menschen) eine spezifische Lebensaufgabe hat. Manche Bäume werden Ihnen helfen, Ihr Selbstvertrauen zu stärken; andere helfen bei Beziehungsproblemen; manche helfen dabei, Fülle ins Leben zu bringen. Fragen Sie einfach einen Baum nach seiner Aufgabe und vertrauen Sie der Antwort, die Sie empfangen.

Bäume können zudem auf physischer Ebene heilen. Wenn Sie sich müde und erschöpft fühlen, lehnen Sie sich einfach an einen Baumstamm, sitzend oder im Stehen. Sie werden umgehend fühlen, wie der Baum beginnt, Toxine, Schmerz und niedere Energien zu absorbieren – ein wahrhaft *wundervoller* Prozess! Und machen Sie sich keine Sorgen – der Baum erleidet dadurch keinen Schaden. So wie diese machtvollen Wesen in der Lage sind, Kohlendioxid in frischen Sauerstoff zu verwandeln, können sie Ihre alte Schmerzenergie reinigen und transformieren.

Blumen-Therapie

Da wir oft vergessen, Mutter Natur um Hilfe zu bitten, bietet sie uns in ihrer Weisheit Blumen an, um sich in Erinnerung zu rufen. Blumen sind der physische Ausdruck der Liebe unseres Schöpfers und Zeichen der himmlischen Präsenz, die uns umgibt. Wenn Sie mit Blumen arbeiten, ist es so, als würden Sie den Engeln die Erlaubnis geben, Sie in Ihrem Leben zu unterstützen. Erst wenn die himmlischen Kräfte Ihre Genehmigung bekommen, sind sie in der Lage, Ihnen zu helfen: bis dahin müssen sie am Rande stehen und tatenlos zusehen.

Während Sie Ihren täglichen Aktivitäten nachgehen, kann es sein, dass Sie plötzlich eine einzige Blüte bemerken, die aus einer Mauerritze lugt, oder die prachtvollen Blumen im Garten Ihres Nachbarn. Vielleicht haben Sie diese Schönheiten vorher nie wahrgenommen, doch heute sind Sie wie verzaubert davon. Die Engel sagen, dass in diesen Fällen die Blumen nur für Sie dort platziert wurden als Teil ihrer himmlischen Aufgabe, zu Ihrer Heilung beizutragen. Indem Sie stehen bleiben und die Gegenwart der Engel anerkennen, geben Sie ihnen die Erlaubnis zu helfen. Also nehmen Sie sich einen Moment Zeit und erfreuen sich am Duft der Rosen (oder anderen Blumen). Ihr Geist wird klarer und fokussierter, und Sie werden auf Ihrem Weg der Heilung unterstützt.
Zuweilen kann es passieren, dass Sie von dem Chaos und den Schicksalsschlägen Ihres alltäglichen Lebens überwältigt werden. Diese Gefühle erscheinen als ein physischer Nebel innerhalb Ihrer Aura und machen es sehr schwer zu erkennen, welcher Weg zum Licht führt. Das Schmerzgefühl nimmt zu, und Sie scheinen keinen Weg aus dieser Situation zu finden. Wenn Sie Ihre Umgebung mit Blumen schmücken, werden alle negativen Energien sofort aufgehoben, und Ihre Schmerzen lassen nach.
Die Blumen-Therapie anzuwenden kann einfach darin bestehen, einen Strauß frischer Blumen in Ihr Haus zu bringen oder Blumensamen in Ihrem Garten zu pflanzen. Darüber hinaus haben Abbildungen von Blumen die gleiche Wirkung wie frische Blumen. Sie können Bilder zur Heilung benutzen, indem Sie sich mit ihrer positiven, beglückenden Energie umgeben. Die Engel empfehlen, Blumenbilder als Bildschirmschoner auf Computer und Handy zu laden sowie als meditative Kunstwerke zu Hause aufzuhängen. Auf diese Weise können Sie die Bilder jederzeit anschauen und Ihre Engel rufen, wenn Sie Schmerzen haben. (Ausführlichere Möglichkeiten, mit den Engeln der Natur Kontakt aufzunehmen, können Sie in unserem Buch *Blumen der Engel* nachlesen.)

Es gibt einige Blumen, die wir speziell für Heilungszwecke empfehlen:

– Am besten eignet sich die **weiße Rose**, die mit den Erzengeln Michael, Raphael und Metatron verbunden ist. Sie bringt Ihnen auf allen Ebenen Klarheit, Heilung und stellt Ihr inneres Gleichgewicht wieder her. Wenn Sie eine weiße Rose nach Hause bringen, wird sie die Energie verbessern, alle Dunkelheit und Anspannung auflösen und Sie reinigen. Wir lieben es, die weiße Rose wie einen Zauberstab zu benutzen; wedeln Sie damit über Ihre Aura, vor allem dort, wo Sie Beschwerden haben. Unter Umständen spüren Sie es sogar physisch, wie der Schmerz herausgezogen wird. Um sich dem Moment noch tiefer hingeben zu können, bitten Sie einen lieben Menschen, mit der Rose in der Hand über Ihren Körper zu streichen. (In Kapitel 11 beschreiben wir eine tiefer gehende Reinigungs-Zeremonie mit weißen Rosen.)
Sie können auch ein Bild der weißen Rose in Ihren Kopfkissenbezug oder unter Ihre Matratze platzieren. Während Sie schlafen, wird die Rose alle Schmerzen aus Ihrem Körper und Ihrer Aura ziehen und gleichzeitig negative Emotionen klären. Wenn Sie das Bild einer weißen Rose auf Ihr Mobiltelefon laden, können Sie sich selbst jederzeit und überall von Negativität klären.

– **Usambaraveilchen** passen wunderbar in Ihr Wohnzimmer, Schlafzimmer oder Büro. Sie reinigen die Energie der Umgebung und machen sie angenehmer für Ihre empfindsame Seele. Wenn Ihre Umgebung von Giftstoffen und niederdrückender Energie erfüllt ist, kann es sein, dass Sie mehr Schmerzen haben als sonst. Besorgen Sie sich Usambaraveilchen sowohl für zu Hause als auch für Ihr Büro, um sicherzustellen, dass dort nur positive Energien herrschen. Auch Abbildungen der Veilchen wirken Wunder.

Ich (Robert) habe eine so tiefe Zuneigung zu diesen kleinen Blumen entwickelt, dass ich sie in meiner Praxis und meinem Haus halte. Ich bin noch kein Experte, wenn es darum geht, ihr Wachstum optimal zu fördern, aber ich habe festgestellt, dass sie am glücklichsten sind, wenn man sie abwechselnd eine Woche drinnen behält und danach eine Woche an ein schattiges Plätzchen nach draußen stellt.

– Die **Ringelblume (Calendula)** hilft, Schmerzen zu heilen, indem sie dafür sorgt, dass Sie die negative Energie erst gar nicht erreicht. Sie dient zur vorbeugenden Behandlung und reduziert die Intensität der Schmerzen, vor allem wenn diese durch energetische Angriffe ausgelöst wurden. Wenn Sie Ringelblumentee trinken, stärken Sie damit Ihre Aura und schaffen einen energetischen Schutzschild, der Sie umgibt. Nichts Negatives kann eindringen, aber der Schmerz kann trotzdem entweichen.
Niedere Schwingungen können durch E-Mails, übers Telefon oder soziale Netzwerke übertragen werden. Schützen Sie sich davor, indem Sie ein Ringelblumen-Bild zu Hause oder im Büro platzieren, oder als Bildschirmschoner auf dem Handy.

– **Freesien** geben Selbstvertrauen und Mut. Sie verleihen Ihnen ein emotionales Rückgrat und stärken gleichzeitig Ihre physische Wirbelsäule.

Heilung durch Klangschalen

Klangschalen sind Instrumente zur Heilung und Meditation. Sie klingen so ähnlich, als würden Sie mit Ihrem Finger den Rand eines Weinglases entlangfahren, mit dem Unterschied, dass die Klangschalen größer sind. Am besten bekannt sind tibetische Klang- oder Kristallschalen; beide sind gleichermaßen effektiv bei der Erzeugung von Tonschwingungen, die negative Energie auflösen.

Wie wir bereits erwähnt haben, führt negative Energie zu den unterschiedlichsten Schmerzen. Falls Sie mit Klangschalen arbeiten wollen, suchen Sie sich entweder einen Therapeuten, der damit Erfahrung hat, oder bringen Sie es sich einfach selbst bei. Beim Kauf einer Klangschale empfehlen wir Ihnen, sie zunächst auszuprobieren; achten Sie darauf, dass die Schale mit Ihrer persönlichen Energie übereinstimmt und Sie fühlen können, wie gut Ihnen der Klang tut.
Wenn Sie die Schalen hören, gleiten Sie umgehend in einen Zustand der Entspannung. Ihre Atmung wird langsamer, und Ihr Geist beruhigt sich. Sie werden rundherum offen für heilende Energie. Die Klangschale nur ein paar Minuten erklingen zu lassen, hat bereits eine tief greifende, positive Wirkung. Anschließend können Sie die Sitzung mit einer heilenden Aussage beenden, zum Beispiel indem Sie sagen:

»Engel, bitte sendet mir so viel heilende Energie wie möglich. Ich bin bereit, eure Führung und Energie zu empfangen, da ich Vertrauen in eure Methoden habe. Ich weiß, dass ihr gut auf mich aufpasst und mich auf den Weg zu vollkommenem Wohlsein führen werdet.
Bitte helft mir, mich gut, entspannt und vollkommen wohl in meinem Körper zu fühlen. Danke.«

Chakra-Klärung

Die Chakras sind die Zentren der Lebenskraft und Energie. Sie sind vergleichbar mit Schwämmen, die jede Art von Energie absorbieren, was bedeutet, dass sie auch Energien, Gefühle und Gedanken speichern, die nicht zu Ihrem Besten sind. Um sicherzugehen, dass Sie ausschließlich von positiven und liebevollen Energien erfüllt sind, ist es ratsam, Ihre Chakras hin und wieder zu klären. Zudem ist dies eine ausgezeichnete Möglichkeit sich von Giftstoffen zu reinigen. Diese Zentren der

Lebenskraft funktionieren wie Klimaanlagen, indem sie Energie ansaugen und gleichzeitig aussenden. Und wie der Filter einer Klimaanlage können Ihre Chakras durch negative Schwingungen verstauben und sich verstopfen. Durch die Beseitigung dieses feinstofflichen Mülls sorgen Sie dafür, dass Ihre Chakras in perfekter Harmonie funktionieren.
Die Chakra-Klärung reinigt Ihren Körper von negativer Energie und Schmerz. Sie schafft Raum für Wohlgefühl, Frieden und Ruhe. Erinnern Sie sich an das Bild Ihres Körpers als ein Schrank, das wir in Kapitel 3 erwähnt haben? Wenn die Regale mit altem, nutzlosem Trödel gefüllt sind, gibt es keinen Platz, um spannende neue Objekte hineinzustellen. Das Gleiche gilt für Ihren Körper. Klären Sie die negative Energie, um sie durch Vitalität und Wohlbefinden ersetzen zu können.
Das Folgende ist eine Klärungs-Methode, die von Erzengel Metatron angeboten wird, dem biblischen Propheten Enoch, der in die Dimension der Erzengel aufgestiegen ist, um all jene zu führen, die ihren spirituellen Weg gerade erst beginnen. Erzengel Metatron bringt Harmonie in alle Bereiche Ihres Lebens. Er hilft, Arbeit, Ruhe und Vergnügen ins Gleichgewicht zu bringen, und sorgt für eine energetische und spirituelle Balance innerhalb Ihres Chakra-Systems. Wann immer Sie sich festgefahren, blockiert oder »umnebelt« fühlen, bitten Sie Erzengel Metatron um Hilfe.

Erzengel Metatrons heiliger Lichtstrahl

Finden Sie einen ruhigen Ort und beginnen Sie tief ein- und auszuatmen. Schließen Sie die Augen und entspannen Sie sich. Bitten Sie Metatron um Hilfe, indem Sie sagen:

»Lieber Erzengel Metatron, bitte reinige alle meine Energien und Chakras und bringe sie mit deinem heiligen Lichtstrahl ins Gleichgewicht.
Reinige meinen Körper von Schmerz und ersetze ihn durch Wohlbefinden. Danke!«

Visualisieren Sie einen strahlend weißen Lichtstrahl, der vom Himmel auf Sie herunterscheint. Entspannen Sie sich und beobachten Sie, wie Metatron diese heilende Energie durch die Spitze Ihres Kopfes leitet. Sehen oder fühlen Sie, wie Sie mit Licht erfüllt werden. Spüren Sie diese Energie, wie sie alle Ihre Zellen mit der Reinheit himmlischer Liebe erfüllt. Vielleicht

DIE CHAKRAS:

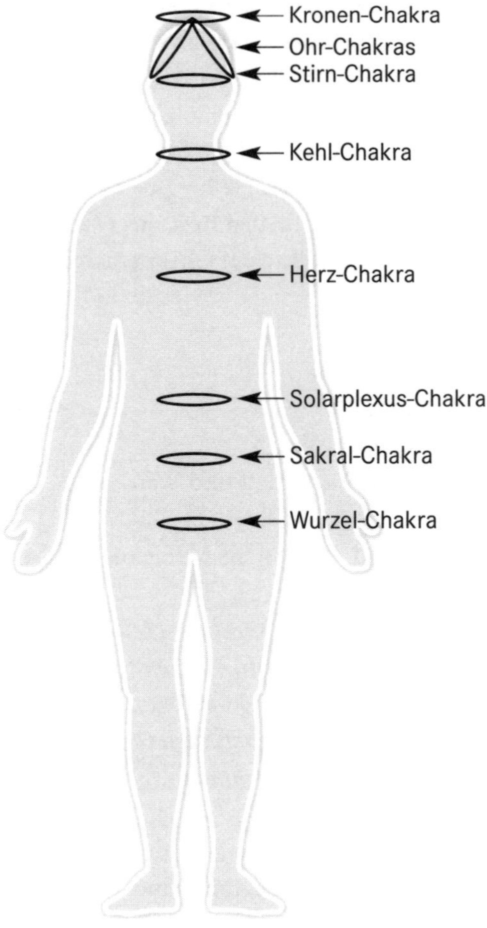

sehen Sie antike Symbole, die durch den Lichtstrahl gesendet werden; erlauben Sie ihnen, ihre heilende Magie in Ihrer Seele wirken zu lassen. Es kann sein, dass Sie einige der Symbole oder Figuren erkennen, während andere Ihnen vielleicht neu sind. Es ist nicht wichtig, dass Sie alles verstehen – vertrauen Sie einfach den Engeln und Gott.

Nun erlauben Sie dem Lichtstrahl, durch Ihr Wurzel-Chakra an der Basis Ihrer Wirbelsäule zu scheinen. Achten Sie darauf, wie das weiße Licht rubinrot wird. Dieses Licht beseitigt Blockaden und verhilft diesem Chakra zu seiner vollen Entfaltung. Wenn die Klärung beendet ist, wird Erzengel Metatron den Lichtstrahl durch Ihr Sakral-Chakra leiten. Hier nimmt es eine leuchtend orange Farbe an. Fühlen Sie, wie das Licht jegliche Dunkelheit auflöst und Ihnen Heilung bringt.

Fahren Sie fort, mit Metatron den Rest Ihrer Chakras zu klären. Hier stehen die mit den restlichen Chakras assoziierten Farben:

- **Solarplexus** – Gelb
- **Herz** – Grün und Rosa
- **Kehle** – Himmelblau
- **Stirn** – Dunkelblau
- **Kopfspitze (Krone)** – Violett und Weiß

Wenn Sie so weit sind, danken Sie Metatron mit den Worten:

»Danke, Erzengel Metatron, für diese Heilung und Reinigung. Bitte arbeite weiterhin mit mir, während ich alle alten Energien loslasse, die meine Heilung verzögert haben. Ich bin jetzt bereit, Gesundheit und Wohlbefinden in meinem Leben voll anzunehmen.«

Je mehr Sie mit dieser Methode arbeiten, desto einfacher und zügiger funktioniert sie. Zu Beginn brauchen Sie vielleicht fünf Minuten oder mehr für jedes Chakra. Doch bei regelmäßiger

Klärung gibt es nicht mehr so viel Stagnation und psychischen Müll zu beseitigen, was bedeutet, dass Sie den ganzen Prozess in nur wenigen Minuten durchlaufen können.

Wie es das Gesetz des Freien Willens vorschreibt, brauchen die Engel Ihre Erlaubnis, bevor sie Ihnen helfen können. Die Anwendung der oben beschriebenen Methode erlaubt Metatron, alle negative Energie zu beseitigen, ob Sie sich dessen bewusst sind oder nicht.

Kapitel 10
Spirituelle Heilmethoden

Jeder Mensch hat die Fähigkeit, mit dem Himmel zu arbeiten, und dazu sind weder ein spezielles Training noch Gebete nötig – die Liebe in Ihrem Herzen ist das Einzige, was Sie brauchen. Die Engel sagen, dass alles, was einer Intention der Liebe entspringt, heilende Energie besitzt.

Heilung kann viele verschiedene Formen annehmen. Sie kann aus dem Gedanken oder dem Drang entstehen, eine notwendige Veränderung herbeizuführen. Geben Sie sich selbst das Versprechen, Ihrer Intuition zu vertrauen, und bitten Sie dann den Himmel um Beistand. Heilung mittels göttlicher Hilfe findet manchmal spontan statt. Viele Menschen haben erlebt, dass wahre Wunder geschahen, als sie um Hilfe beteten, wie Sie in diesem Kapitel sehen werden. In anderen Situationen sind Menschen zu der für sie perfekten Therapie, dem idealen Therapeuten oder natürlichen Lösungen für ihre Probleme geführt worden.

Wenn Sie sich ganz dem Moment hingeben und voller Vertrauen die Engel wirken lassen, können diese am besten ihre Arbeit verrichten. Manchmal kann eine Situation nur gelöst werden, wenn Sie die Zügel aus der Hand geben. Als ich (Robert) meine Heilungsarbeit mit den Engeln begann, war ich daran gewöhnt, meine Therapiesitzungen nach eigenen Vorstellungen durchzuführen. Als mir die Engel dann zuweilen klare Anweisung gaben, aus dem Weg zu gehen, war ich schockiert. Sie sagten mir, dass Widerstand und bestimmte Erwartungen, wie eine Heilung vonstatten gehen soll, den Prozess in Wahrheit verzögern können. Am besten ist es, die Kontrolle abzugeben und den Engeln zu gestatten, ihre Arbeit zu tun.

In diesem Kapitel werden wir die verschiedenen Möglichkeiten erforschen, wie wir die himmlischen Kräfte bitten können, unsere Schmerzen zu lindern.

Die Engel um Hilfe bitten

Sie haben, genau wie jeder andere, Engel an Ihrer Seite. Sie sind ein integraler Bestandteil von Ihnen und so grundlegend wichtig wie jeder Teil Ihres Körpers. Genauso wie Sie mit einem Herzen und zwei Lungen auf die Welt kamen, waren von Anfang an Engel bei Ihnen – sie waren schon bei Ihnen, bevor Sie überhaupt geboren wurden, und sie kennen Sie besser als jeder andere auf diesem Planeten. Sie waren an Ihrer Seite, als Sie sich für dieses Leben entschieden haben, und sie wissen, zu welcher Aufgabe Ihre Seele sich verpflichtet hat. Die Engel sind eine Schöpfung der allwissenden Intelligenz und heilenden Liebe Gottes. Diese Wesen reiner Liebe umgeben Sie und führen sie auf einem Weg des Friedens und der Erfüllung.

Engel sind überkonfessionell und helfen allen Menschen, die um ihre Hilfe bitten. Es ist sehr wichtig zu wissen, *dass die Engel nicht angebetet oder verehrt werden wollen* – sie sagen, dass aller Ruhm Gott allein gebührt. Sie können die Engel um Hilfe bitten, weil Gott sie geschaffen hat, um uns in unserer irdischen Existenz zur Seite zu stehen. Sie können mit den Engeln arbeiten, in Verbindung mit Jesus, Heiligen oder Wesen Ihrer persönlichen religiösen Präferenz.

Ihre Engel möchten nichts lieber, als Ihnen zu helfen. Wie wir jedoch schon des Öfteren erwähnt haben, besagt das Gesetz des Freien Willens, dass sie ohne Ihre Erlaubnis nicht in Ihr Leben eingreifen können. Sie müssen um ihre Hilfe bitten. Dazu brauchen Sie keine vorgeschriebenen Worte oder Gebete – einfach nur *Hilfe!* zu denken, reicht aus. Versprechen Sie sich selbst, sich jeden Tag an Ihre Engel zu wenden und ihnen zu erlauben, Sie zu unterstützen.

Natürlich haben Sie den freien Willen, die göttlichen Botschaften, die Ihnen zuteilwerden, komplett zu ignorieren. Nichtsdestotrotz beten wir darum, dass Sie hinhören und dass mehr Menschen anfangen, jeden Tag auf ihre Engel zu hören. Indem wir alle auf die Führung des Himmels hören, wird die Welt zu einem helleren, friedlicheren Ort. Sie werden jede Menge Gelegenheiten für Heilung, Erfolg und Liebe finden, wenn Sie sich auf die Stimmen des Göttlichen einstellen.

Es gibt drei verschiedene Arten von Engeln: *Engel, Schutzengel* und *Erzengel.*

– Es gibt eine unbegrenzte Anzahl von Engeln, die Sie um Beistand bitten können. Indem Sie um eine Heilung ersuchen, zapfen Sie die unermessliche Liebe Gottes an, um Ihnen selbst oder jemand anderem zu helfen. Es besteht nie die Gefahr, dass Sie die Engel von einer anderen Person abziehen. Diese Wesen der Liebe strömen ununterbrochen vom Himmel auf die Erde herab, um bei uns zu sein und uns zu helfen. Wenn Sie sich angeleitet fühlen, einem Menschen oder der Umwelt 100000 Engel zu schicken, reduzieren Sie damit nicht die Anzahl dieser heilenden Wesenheiten. Vielmehr umgeben Sie diesen Teil der Welt mit einem solch strahlenden Licht, dass seine Heilwirkung sich wie Wellen ausbreitet. Den Begrenzungen von Zeit und Raum trotzend, wird sich das Leben eines jeden verbessern, der bereit ist, diese Heilungen zu empfangen.

– **Schutzengel** sind Ihre persönlichen Engel. Sie unterscheiden sich in gewisser Weise von lieben Verstorbenen, die – wenn auch engelsgleich in ihrer Natur – rein technisch nicht als Engel bezeichnet werden können. Wenn Sie vielleicht auch Menschen sagen hören, sie hätten das Gefühl, als sei ihre Großmutter ihr Schutzengel, so besteht der Hauptunterschied darin, dass Engel niemals auf der Erde gelebt haben und kein Ego besitzen.
Ihre Schutzengel möchten, dass Sie Ihre Ziele erreichen. Sie geben Ihnen sanfte Anstöße und führen Sie auf dem Weg des geringsten Widerstandes. Sie erinnern Sie an Ihre Aufgabe und sorgen dafür, dass Sie Ihre Seelenmission in diesem Leben vollenden.

Diese Engel sind bei Ihnen, seit Sie den Vertrag für dieses Leben angenommen haben und kennen daher Ihre wahre Aufgabe für Ihre Zeit hier auf der Erde. Außerdem können sie Ihnen helfen, die Ursache für Ihre physischen Schmerzen herauszufinden. Ihre Schutzengel kennen sie besser als jeder andere und sind die besten Freunde, die man sich vorstellen kann. Nehmen Sie sich jetzt einen Moment Zeit und setzen Sie sich mit ihnen in Verbindung. Bitten Sie diese himmlischen Wesen, Ihnen Zeichen ihrer Präsenz zu geben, indem Sie sagen:

»Lieber Gott, danke, dass du mir Schutzengel schickst. Ich danke euch für eure konstante Liebe und Unterstützung. Ich bin aus tiefster Seele dankbar für alles, was ihr für mich tut, selbst wenn ich vergessen sollte, es euch zu sagen. Bitte gebt euch mir zu erkennen, indem ihr mir klare Zeichen zukommen lasst, die ich leicht wahrnehmen und verstehen kann. Ich würde liebend gerne eure Namen kennen, und ich vertraue darauf, dass es ein Zeichen von euch ist, wenn ich drei- oder viermal in dieser Woche die gleichen Namen höre. Ich liebe euch.«

– Unsere dritte Gruppe sind die **Erzengel**, die »Manager« unter den Engeln. Sie sind etwas größer und eine spürbar majestätischere Erscheinung als die anderen Engel. Zu Heilungszwecken arbeiten wir mit den vertrauenswürdigen und zuverlässigen Erzengeln Michael und Raphael zusammen. Außerdem arbeiten wir bei bestimmten Arten von Heilung gelegentlich im Team mit Erzengel Metatron.

- Erzengel Michael, dessen Name so viel bedeutet wie »Er, der wie Gott ist«, ist ein auffallend hochgewachsener und mächtiger Engel und Beschützer. Erzengel Michael heilt, indem er die Auswirkungen von Angst und Negativität auf unsere Seelen, Emotionen und Körper auflöst. Er gibt uns Mut, Glauben und Selbstvertrauen.

- Erzengel Raphael ist ein sanfter, doch machtvoller Erzengel, spezialisiert auf emotionale und physische Heilung. Zum ersten Mal erwähnt im nicht-kanonischen Buch Tobias, gilt Erzengel Raphael bei einigen christlichen Konfessionsschulen als Heiliger. Er wird seit Langem als *der* Engel der Heilung betrachtet.
- Erzengel Metatron ist einer der beiden biblischen Propheten in Menschengestalt (der andere ist der Prophet Elias, der zu Erzengel Sandalphon transzendierte), der in einem Feuerwagen zur Ebene der Erzengel aufstieg. Metatron war der Prophet Enoch, der ein so überaus frommes, engelsgleiches Leben als Mensch führte, dass Gott ihn in einen Erzengel verwandelte. Erzengel Metatron führt all jene, die neu auf dem spirituellen Weg sind, einschließlich spirituell begabter Kinder.

Je nach Ihren religiösen Glaubenssätzen können Sie sich außer an Gott und die Engel auch an Jesus, Mutter Maria oder an Heilige wenden, die für ihre Heilungen bekannt sind. Wir glauben: je mehr himmlische Fürsprecher, desto besser!

Der höchste Heiler: Erzengel Raphael

Von allen Erzengeln hilft vor allem Raphael (dessen Name »Gott heilt« bedeutet) wunderbar bei der Linderung oder Beseitigung von Schmerzen. Er kümmert sich um die physischen, emotionalen und spirituellen Aspekte der Beschwerden. Wenn Sie Raphael um Hilfe bitten, geben Sie ihm damit die Erlaubnis, jeden Bereich Ihres Lebens zu heilen. Sein Licht kann alle negativen Gedanken oder Schmerzgefühle beseitigen. Indem Sie ihm Zugang zu Ihrem Körper gestatten, können Sie Leiden in jedweder Form heilen.

Raphael heilt mit seinem smaragdgrünen Licht der Liebe. Diese Energie hat ihre eigene Intelligenz; sie kennt die Bereiche, die am meisten Hilfe brauchen, und fließt automatisch dahin, wo sie benötigt wird. Sie müssen nichts tun, um diesen Vorgang zu unterstützen. Tatsächlich ist es sogar am besten, wenn Sie beiseitetreten und die Engel ihre Arbeit machen lassen. Geben Sie sich dem Prozess hin und erlauben Sie sich, heil zu werden. Bitten Sie Erzengel Raphael um seine Hilfe mit den Worten:

»Lieber Erzengel Raphael, bitte heile mich. Ich bitte dich, alle Formen von Schmerz aus meinem Körper und meiner Aura zu nehmen. Ich habe Vertrauen in dich, und ich erlaube dir, deine gesegnete Heilungsarbeit zu verrichten.
Danke.«

Raphael um seine heilende Hilfe zu bitten, kann zu erstaunlichen Resultaten führen, wie Teresina Diaz zu berichten weiß. Sie hatte in ihrem alltäglichen Leben seit jeher auf persönliche Botschaften der Engel geachtet. Zu diesen Zeichen gehörten unter anderem Federn. Teresina fand sie oft neben ihrem Auto auf der Straße, auf ihrem Balkon und sogar in ihrem Haus! Dass sie in so kurzer Zeit all diese Federn fand, bedeutete für sie eine Aufforderung der Engel, bereit zu sein – bald würde sie aktiv werden müssen. Sie beschloss, ihre Angst loszulassen und sich der Situation hinzugeben. Sie wusste, alles würde gut werden, wenn sie ihrer inneren Führung folgt.
Im Juli 2013 erfuhr sie, dass eine gute Freundin an Brustkrebs erkrankt war. Eine Woche, nachdem Teresina diese niederschmetternde Nachricht erhalten hatte, fand sie mehrere Federn auf dem Bürgersteig direkt neben ihrem Auto. Auch wenn sie schon häufiger eine oder zwei Federn gefunden und diese als Zeichen der Ermunterung von den Engeln verstanden hatte, verfiel sie beim Anblick so vieler Federn in Panik; sie verstand sie als himmlisches Zeichen, dass etwas Entscheidendes auf sie wartete, doch gleichzeitig als Beruhigung, dass alles in Ordnung sein würde.

Zunächst versuchte Teresina, ihre Intuition einfach abzutun. Sie sagte sich, dass vielleicht ein Vogel ein unglückliches Ende gefunden hatte. Doch in der darauffolgenden Woche fand sie Federn, wo sie auch hinging! Auf ihrem Balkon, vor dem Eingang zu ihrem Haus, in der Nähe ihres Autos und in ihrer Wohnung. Schließlich wehrte sie sich nicht länger und akzeptierte, dass die Engel ihr eine Botschaft sandten, und sie hielt diese Botschaft für eine Aufforderung, ihrer Freundin zu sagen, dass alles gut werden würde.

Eines Tages merkte Teresina, dass ihr linkes Auge wehtat, wann immer sie ins Licht sah. In dieser Nacht konnte sie vor lauter Schmerzen nicht einschlafen. Für die nächsten fünf Tage sagte sie alle Termine mit Klienten ab, weil ihr Auge gerötet und geschwollen war und das Ganze immer schlimmer wurde. Ein paar Tage später waren die Schmerzen unerträglich. Teresina hatte keine Krankenversicherung, wusste aber, dass sie ins Krankenhaus gehen musste. Ihr Sohn Erik, ein Erdenengel, holte sie zu Hause ab und fuhr sie hin.

Als Mutter und Sohn in der Klinik ankamen, sahen die Ärzte sofort, dass es ernst war. Sie wollten Teresina sofort operieren, doch eine innere Stimme sagte ihr, sie solle noch warten. Diese Stimme war sehr klar und deutlich, als sie ihr ins Ohr flüsterte: »Wenn du hier bleibst und dich operieren lässt, wirst du dein Auge verlieren.« Also beschloss Teresina, ihre Eltern in Mexiko zu besuchen und ihrem Auge die Möglichkeit zu geben, von allein zu heilen. Die Ärzte gaben ihr ein Antibiotikum und ließen sie gehen. (Im Nachhinein wurde ihr klar, dass die Tatsache, nicht krankenversichert zu sein, ihre Entscheidung leichter gemacht hatte. Jedoch ist die Aufschiebung einer Notoperation eine Entscheidung, die nicht leichthin oder ohne Unterstützung getroffen werden sollte.)

Wann immer Teresina nach Mexiko fuhr, erfreute sie sich am Duft der Blumen, was in der Regel ein Zeichen dafür ist, dass Ihre Engel in der Nähe sind. Auf dieser Reise war der Duft so intensiv, dass die Menschen sie auf der Straße anhielten und fragten, welches Parfum sie benutzte! In dem Moment erkannte Teresina, dass die Federn, die sie gefunden hatte, Zeichen für sie persönlich waren und nicht für ihre Freundin. Sie sollten sie daran erinnern, dass Gott ihr beistand und dass alles gut werden würde.

In dieser friedvollen Umgebung wurde Teresina zu dem idealen Heiler geführt, einem weiteren Erdenengel, der ebenso wie sie an die heilende Macht des Himmels glaubte. Dieser engelsgleiche Arzt stellte fest, dass eine frühere Operation zur Besserung ihrer Kurzsichtigkeit zu einer aggressiven Form von Bakterienbefall in ihrem Auge geführt hatte. Aufgrund ihrer schweren Augeninfektion waren die Ärzte der Ansicht, dass eine Operation unumgänglich war, um zu verhindern, dass Teresina ihre Sehkraft verliert. Dieser neue Arzt empfahl ihr zwar, weiterhin das verschriebene Antibiotikum zu nehmen, den Heilungsprozess aber zudem durch positives Denken und Energiearbeit zu unterstützen.

Teresina betete, dass Gott und Erzengel Raphael ihr helfen und ihr Auge heilen würden. Eines Nachts im Traum fühlte sie, wie der Erzengel sie zu einem smaragdgrünen Tempel brachte. Sie wurde angeleitet, sich auf ein smaragdgrünes Heilungsbett zu legen. Die Engel nahmen ein laserähnliches Instrument aus klarem Bergkristall, zeigten damit auf ihr Auge und sandten einen goldenen Lichtstrahl hindurch. Sie fühlte, dass Erzengel Michael neben ihr stand und ihre Hand hielt.

Vier Wochen später war Teresinas Auge komplett geheilt, und sie hatte keinerlei Beschwerden mehr. Ihr Arzt und ihre Familie waren von ihrer schnellen Genesung begeistert. Sie konnte wieder ausgezeichnet sehen und betrachtet das Leben heute aus einer anderen Perspektive. Sie vertraut der heilenden Macht der Engel mehr als je zuvor und verbreitet diese Botschaft, indem sie anderen darüber berichtet.

Manchmal geschehen Wunderheilungen, wenn Menschen beschließen, dass Schmerzen nicht länger einen Platz in ihrem Leben haben sollen. Im Jahre 2006 wurde bei Andrea Kingsbury Borreliose diagnostiziert, eine ernsthafte Erkrankung, die durch Zeckenbisse übertragen wird. Die Krankheit hatte sowohl physische als auch neurologische Auswirkungen, was zu Schmerzen und Erschöpfung führte. Zuweilen fühlte Andrea sich so gerädert, als wäre sie von einem Bus überfahren worden, und sie wollte den ganzen Tag lang nur schlafen. Dann bekam sie Lähmungserscheinungen auf einer Seite ihres Gesichts! Sie wurde intensiv mit Antibiotika behandelt, doch die Auswirkungen der Krankheit hielten über Monate an.

Es gab Momente, in denen sich Andrea wohlfühlte, doch früher oder später wurde sie wieder krank. Es war verheerend, nicht zuletzt weil sie sich als alleinerziehende Mutter um ihre Kinder kümmern musste, die noch klein waren. Irgendwann erreichte Andrea einen Punkt, an dem sie es nicht länger aushielt. Es waren sieben lange Monate gewesen, und sie weigerte sich, noch länger krank zu sein – der Zeitpunkt war gekommen, wieder gesund zu werden.

Ein paar Wochen nach dieser Entscheidung befand sich Andrea in einer ihrer Wohlfühl-Phasen. Sie machte Ferien in Florida, als sie eines frühen Morgens vor Sonnenaufgang von einem Strahl smaragdgrünen Lichts getroffen wurde! Diese deutlich sichtbare Farbe ließ Andrea wissen, dass es Erzengel Raphael war, der ihre Hilferufe gehört hatte. Das Licht hüllte sie ein, und sie fühlte, wie es ihr immer besser ging. Dann, von einer Sekunde auf die andere, war das Licht verschwunden. Andrea fragte sich, ob sich dieses verblüffende und wunderbare Ereignis wiederholen würde.

Am nächsten Morgen, erneut vor Sonnenaufgang, passierte das Gleiche. Andrea spürte, wie das smaragdgrüne Licht jede Zelle in ihrem Körper heilte. Sie hörte eine Stimme, die sagte, was sie schon gefühlt hatte: »Du bist geheilt.«

Bis auf den heutigen Tag hatte Andrea keinen einzigen Rückfall, und sie wird so gut wie nie krank! Vor diesem Erlebnis litt sie ständig unter irgendwelchen Infektionen; heute gehören sie der Vergangenheit an. Zunächst hatte Andrea Angst, anderen von diesem wundersamen Erlebnis zu berichten, doch mit Unterstützung ihrer engelsgleichen Reiki-Meisterin, Carmen Carignan, wurde sie mutiger und gewann das Selbstvertrauen, ihre Geschichte zu erzählen.

Die Engel können Ihnen nur so weit helfen, wie Sie es ihnen erlauben. Es ist wichtig, Ihre Erwartungen abzulegen und darauf zu vertrauen, dass sich die Dinge zum Guten wenden. Sabrina Muenzer aus Österreich heilte ihre Augenschmerzen mit Hilfe von Erzengel Raphael.

In der Schule wurde Sabrina eines Tages in die letzte Reihe gesetzt. Sie stellte fest, dass sie jetzt die Tafel klar sehen konnte, anders als in der ersten Reihe, wo sie ihr immer verschwommen vorgekommen war. Sie rannte nach Hause, um ihren Eltern von dieser fantastischen Besserung zu erzählen. Doch anstatt ihre Begeisterung zu teilen, gingen sie mit ihr zum Augenarzt, der eine Weitsichtigkeit diagnostizierte. Sabrina war nicht glücklich darüber, dass ihr eine Brille verschrieben wurde! Sie hasste es, die Brille zu tragen, und legte sie so oft wie möglich ab.

Jahre später, als Sabrina in den Zwanzigern war, spürte sie eines Abends, als sie für ihr Studium lernte, plötzlich einen starken Schmerz in ihren Augen und bekam Kopfschmerzen. Sie nahm an, dass das stundenlange Lesen in der Universität ihre Augen überanstrengt und zu dieser Situation geführt hatte.

Sabrina beschloss, sich selbst zu heilen, indem sie mit Erzengel Raphael zusammenarbeitete. Sie verpflichtete sich zu täglichen Heilungs-Sitzungen, bei denen sie ihre Engel um Hilfe bat. Das machte sie sechs Monate lang täglich fünf Minuten. Ihre Schmerzen nahmen kontinuierlich ab, bis sie schließlich ganz verschwanden.

Und nicht nur das: Als Sabrina für einen Check-up zum Augenarzt ging, stellte sie fest, dass sie auch keinerlei Anzeichen von Weitsichtigkeit mehr hatte! Manche ihrer Freunde hielten dies für ein unerklärliches Mysterium, doch Sabrina wusste, dass es für Raphael kein Problem war, dieses Wunder zu wirken. Indem sie sich nicht darauf beschränkte, nur den Schmerz loszulassen, sondern für eine vollkommene Heilung offen war, konnten ihre Engel dies bewirken!

Indem sich Trey Handy ganz Erzengel Raphael anvertraute, machte sie ihre spontane Heilung möglich.
Trey hatte seit einiger Zeit Probleme mit ihrem rechten Auge; es war geschwollen und fühlte sich an, als wäre ein Druck dahinter. Eines Tages, als sie aus dem Fenster sah, begann ihr Auge plötzlich zu tränen. Sie wusste nicht, woher das kam, doch sie rief umgehend Erzengel Raphael um Hilfe.
Trey sandte ihren Hilferuf aus, während sie geduldig vor dem großen Fenster stand. Umgehend fühlte sie eine starke Präsenz hinter sich. Zunächst bekam sie es mit der Angst zu tun, doch dann ließ sie ihre Angst los und sagte laut: »Raphael, ich vertraue dir. Ich habe keine Angst. Bitte tue, was du tun musst.«
Damit hatte sie Raphael die Erlaubnis gegeben, die er brauchte. Trey blieb ruhig, als sie Wellen von Licht sah, die sie umgaben. Sie fühlte sich angeleitet, sich hinzusetzen, während sie weiterhin Energie sehen und fühlen konnte, die sie einhüllte und sich wie Wellen von weißen, violetten und grünen Lichtblitzen ausbreitete. Dieses wundervolle Erlebnis dauerte mehrere Minuten an, und Trey fühlte sich zutiefst ergriffen.
Dann hörte sie, wie jemand ihr ins Ohr flüsterte: »Das kann jetzt ein bisschen wehtun.« Sie fühlte einen Druck auf der Spitze ihres Kopfes, so als würde ein Eisenstab in ihren Körper und durch ihre ganze Wirbelsäule geführt. Einen Augenblick später konnte sie wieder klar und schmerzfrei sehen! Seit jenem Tag hatte Trey nie mehr Probleme mit ihren Augen!

Melodee Currie ist ein weiteres Beispiel für die Heilkraft der Engel. Eines Tages fühlte sie sich sehr elend. Sie hatte gerade mein (Doreens) Buch *Erzengel Raphael* gelesen, also beschloss sie, Gott und Erzengel Raphael um Heilung zu bitten. Sie hielt ihren Kopf mit beiden Händen, schloss die Augen und visualisierte Raphaels smaragdgrünes Licht. Ihre Symptome verschwanden auf der Stelle, und als sie ihre Augen wieder öffnete, leuchtete alles um sie herum in diesem unverkennbar strahlenden Grün. Sie wusste sofort, dass Erzengel Raphael anwesend war und ihre Gebete erfüllte.
Seit jenem Augenblick hat Melodee totales Vertrauen in Raphael, und wann immer sie ihn braucht, ist er für sie da.

Erzengel Michaels spirituelle »Absaugmethode«

»Absaugen« ist eine spirituelle Reinigungsmethode, die extrem wirksam ist, um Angst und negative Energien loszulassen. Erzengel Michael benutzt diese Methode, um Blockaden zu beseitigen und den Folgen energetischer Angriffe entgegenzuwirken. Am anderen Ende des staubsaugerähnlichen Schlauchs ist eine Gruppe kleinerer Engel – die »Band of Mercy« –, die Erzengel Michael bei seiner Reinigungsarbeit hilft. Sie transformieren alle niederen Energien in eine höhere Schwingung und sorgen für Liebe und Frieden.
Wenn Ihr Körper mit negativen Energien verstopft ist, kann es sein, dass Sie verstärkt unter physischen Schmerzen leiden. Heißen Sie Erzengel Michael in Ihrem Leben willkommen und geben Sie ihm die Erlaubnis, Ihnen zu helfen. Bitten Sie ihn, Ihren Körper, Ihre Aura, Ihr Zuhause abzusaugen, und er wird sich für Sie an die Arbeit machen und unerwünschte negative Energien beseitigen.
Menschen, die diese Methode ausprobiert haben, berichten von ihrer enormen Wirksamkeit. Nach der Anwendung haben sie das Gefühl, als sei ein Gewicht von ihrem Körper genommen

worden und dass sie sich wieder ungehindert bewegen können. Sie wachen morgens voller Vitalität und Freude auf, und alle Müdigkeit ist verschwunden. Diese Methode kann auch Ihnen dabei helfen, die Veränderungen einzuleiten, die Sie sich in Ihrem Leben wünschen.

Erzengel Michael kann gleichzeitig bei allen Menschen sein, die ihn um Hilfe bitten. Sie können sich sowohl für ihre eigenen Bedürfnisse an ihn wenden als auch für die eines anderen lieben Menschen, der Hilfe braucht. Denken Sie jedoch daran, dass Michael nicht den freien Willen anderer unterwandern kann und er nur dann Heilungen durchführen wird, wenn die Betroffenen dafür bereit sind.

Bitten Sie Michael um ein spirituelles Absaugen, indem Sie sagen:

»Lieber Erzengel Michael, bitte komm jetzt zu mir. Ich bitte dich, (mich, mein Zuhause, meinen Arbeitsplatz, mein Land, den Planeten etc.) *abzusaugen. Bitte beseitige die niedere Energie der Angst. Verscheuche alle Dunkelheit, um das Licht zu enthüllen. Bitte beseitige jetzt alle Schmerzen aus meinem Körper. Ich bitte dich, jegliche Spuren von Negativität aufzulösen und nur Liebe zurückzulassen.«*

Sehen Sie vor Ihrem inneren Auge Michael, wie er die negative Energie klärt und auf diese Weise die Schönheit Ihres göttlichen Lichts enthüllt. Darüber hinaus kann er die Intensität des Absaugens entweder verstärken oder verringern. Je nach Verträglichkeit bitten Sie ihn, den »Staubsauger« auf niedrig, mittel, hoch oder extrahoch zu stellen. Setzen Sie Ihre Zusammenarbeit mit Michael fort, bis Sie das Gefühl haben, dass alle Spuren von Angst beseitigt sind.

Anschließend können Sie den betroffenen Bereich mit zusätzlichem Heilungslicht versorgen. Sagen Sie:

»Lieber Erzengel Michael, bitte sende dein reines Licht Gottes in (meinen Körper, mein Zuhause, mein Büro etc.). *Bitte schütze mich vor niederen Energien und erinnere mich daran, dich um Führung und Unterstützung zu ersuchen. Danke.«*

Durch das spirituelle Absaugen erhöhen Sie Ihre energetische Schwingung. Das macht es leichter, die Führung Ihrer Engel zu verstehen. Vielleicht werden Sie eine Erleichterung verspüren und/oder zu den für Sie idealen Therapeuten geführt. Darüber hinaus werden Sie wahrscheinlich feststellen, dass Sie sich auf Personen einstimmen, die ähnlich denken wie Sie.

Die Engel freuen sich, Sie so oft zu klären, wie Sie es für nötig erachten; zudem können sie Sie sanft anleiten, Situationen zu vermeiden, die Ihnen Schmerzen verursachen würden. Spirituelles Absaugen macht Sie zu einem reinen und klaren Gefäß, was Ihre Sensitivität erhöht. Anschließend werden Sie sich wahrscheinlich schneller bewusst sein, welche Situationen und Menschen Ihre Schwingung herabsetzen – in diesen Fällen bemerken Sie vielleicht, dass Sie Kopfschmerzen haben, sich müde und erschöpft fühlen, ständig gähnen, ein Jucken auf der Haut verspüren oder Schwierigkeiten haben, sich zu konzentrieren. Das sind Zeichen Ihrer Engel, sich aus diesen ungesunden Situationen zurückzuziehen oder die Gesellschaft dieser Personen zu meiden. Zum Beispiel werden Sie vielleicht bemerken, dass sie nicht länger mit Menschen zusammen sein und ihnen zuhören können, die ständig klagen oder aus allem eine Tragödie machen. Diese Personen loszulassen bedeutet nicht, dass Sie ein schlechter Freund sind – Sie versuchen einfach nur, Ihre eigene Schwingung zu erhöhen. Sie treffen die Entscheidung, ausschließlich positive Energien in Ihr Leben zu lassen.
Als Teil des natürlichen Prozesses Ihrer spirituellen Entwicklung werden Sie sich vielleicht auch angeleitet fühlen, bestimmte Sachen in Ihrem Leben zu ändern. Ihr höheres Selbst

wird Sie unter Umständen auffordern, Alkohol und Drogen und die Menschen, die sie missbrauchen, zu meiden. Vielen Menschen gelingt es, sich selbst zu überzeugen, dass sie nicht süchtig sind, doch Ihre innere Stimme sagt Ihnen, dass ihr Verhalten eine Form der Selbstverletzung ist. Vertrauen Sie dieser höheren Führung. Gott hat Ihnen die Fähigkeit verliehen, Ihr Licht auf Menschen scheinen zu lassen, die in Not sind, doch es ist nicht nötig, den Weg mit ihnen gemeinsam zu gehen. Sie können Ihren Freunden nicht helfen, wenn Sie sich in ihre Lebenskrisen verstricken. Das wird nur zur Folge haben, dass noch mehr Menschen Heilung brauchen.

Ätherische Schnüre durchtrennen mit Erzengel Michael

Ätherische Schnüre sind negative, angstbasierte Fesseln. Aus einer hellsichtigen Perspektive sehen sie wie Schläuche aus, die Sie mit anderen Menschen, Orten oder Objekten verbinden. Wenn diese Schnüre zu Beginn auch dünn und fadenähnlich sind, werden sie im Laufe der Zeit, wenn sich die Beziehung vertieft, immer kräftiger. Sie vermitteln ein Gefühl der Erschöpfung und sind häufig der Auslöser für unerklärliche Schmerzen. Wenn keine eindeutigen Ursachen für Ihre Beschwerden vorliegen, liegt es vielleicht an den ätherischen Schnüren, die sich an Ihnen festgemacht haben. Viele Menschen haben nach dem Durchtrennen dieser Schnüre eine umgehende Erleichterung erfahren.

Ätherische Schnüre können niedere Energien sowohl übermitteln als auch absorbieren. Denken Sie an Freunde, in deren Gegenwart Sie sich wie ausgesaugt und geistig erschöpft fühlen. Grund dafür ist die angstbasierte Anhaftung ätherischer Schnüre, die Ihre Lebenskraft absaugen und sie anderen zukommen lassen. Diese Personen holen sich Lebenskraft, indem sie Ihre Energiereserven leeren! Andererseits kann der Zorn oder Stress einer anderen Person durch die Schnüre auf

Sie übertragen werden. Diese Emotionen können Sie von einem Moment auf den anderen überfallen; in einem Moment fühlen Sie sich wohl, und im nächsten sind Sie plötzlich wütend oder fühlen sich verletzt. Das kann zu überraschenden physischen Beschwerden führen, für die es keinen Grund zu geben scheint. Ätherische Schnüre machen sich häufig an Menschen fest, die gerne anderen helfen. Wenn es Ihnen Freude macht, anderen zu helfen, oder wenn Sie eine heilende Tätigkeit ausüben, kann es sein, dass sich ätherische Schnüre an Ihnen festgemacht haben. Das ist der Grund, warum es so wichtig ist, Ihre ätherischen Schnüre regelmäßig zu durchtrennen. Sonst kann es passieren, dass Sie von negativen Schnüren überwältigt werden, die Ihre Energie absaugen und Ihnen das Gefühl geben, chronisch erschöpft und ausgebrannt zu sein.
Die den Schnüren innewohnende Energie kann folgende Gedanken und Gefühle gegenüber anderen Personen wecken:

- *Was ist, wenn sie das nächste Mal nicht da sind, wenn ich Hilfe brauche?*
- *Ich bin eifersüchtig. Ich will dasselbe haben, was sie haben.*
- *Sie haben dafür gesorgt, dass ich mich total wohlfühle. Ich brauche sie, um mich wieder so fühlen zu können.*
- *Ich will nicht, dass sie mich verlassen.*
- *Ich bin wütend auf sie.*
- *Sie sind die Quelle meiner Kraft.*
- *Sie sind die Quelle meiner Heilung.*

Erzengel Michael kann diese Schnüre der Angst durchtrennen und Sie von ungesunden Beziehungen befreien. Um diesen heilsamen Prozess in Gang zu setzen, ziehen Sie sich an einen stillen Ort zurück und beginnen Sie damit tief ein- und auszuatmen. Vielleicht möchten Sie eine weiße Kerze zur Reinigung anzünden oder sich vor einen Strauß (oder einer Abbildung) weißer Rosen setzen.

Lenken Sie Ihre Aufmerksamkeit auf Ihren physischen Körper. Achten Sie auf jegliche Bereiche, die sich eingeengt oder angespannt anfühlen. Machen Sie sich die Bereiche bewusst, die sich wärmer anfühlen als andere.
Jetzt bewegen Sie Ihre dominante Hand (die Hand, mit der Sie normalerweise schreiben) und fahren Sie damit über Ihren ganzen Körper, um Ihre Aura zu scannen. Achten Sie auf Veränderungen im Luftdruck, Kribbeln oder Hitze. Alle diese Empfindungen sind Zeichen, dass es an der Stelle ätherische Schnüre gibt.
Bitten Sie Erzengel Michael um Hilfe, indem Sie sagen:

»Lieber Erzengel Michael, bitte durchtrenne jegliche Schnüre der Angst und entferne sie. Ich bin bereit, diese negative, unausgewogene Energie loszulassen. Stattdessen entscheide ich mich dafür, mich mit Liebe und Licht in Einklang zu bringen. Ich bitte dich, negative Energien aus meinem Körper zu beseitigen.
Bitte entferne alle Anhaftungen an Schmerz. Ich bin bereit, geheilt zu werden.
Ich bitte dich, jetzt, in diesem Moment, alle Auswirkungen dieser Schnüre zu beseitigen. Danke.«

Folgen Sie Michaels Energie durch Ihren ganzen Körper. Achten Sie auf Bereiche, wo die Spannung aufgelöst wird.
Es ist möglich, dass intuitiv Personen oder Situationen vor Ihrem inneren Auge aufblitzen, an denen diese Schnüre festgemacht waren. Erlauben Sie diesen Gefühlen, durch Ihren Körper zu fließen, und lassen Sie sie dann los. All dies ist Teil des Prozesses. Die Engel empfehlen, dass Sie die Personen, mit denen Sie durch die Schnüre verbunden waren, mit den Augen der Liebe betrachten. Niemandem ist geholfen, wenn Sie ihnen im Gegenzug negative Energie senden. Stattdessen lösen Sie einfach die angstbasierte Anhaftung auf und lassen Sie die Heilung zu.

Gelegentlich kann es passieren, dass eine Person unerwartet Kontakt mit Ihnen aufnimmt, deren negative Anhaftungen Sie durchtrennt haben. Er oder sie ist sich vielleicht nicht bewusst, was passiert ist, aber Sie werden den Unterschied in Ihrer Verbindung fühlen. Sie haben den ungesunden Teil losgelassen, der Sie miteinander verbunden hat, und alles, was übrig bleibt, ist leichte, friedvolle Liebesenergie. Rufen Sie sich in Erinnerung, dass dieser Prozess nur die negativen Aspekte einer Beziehung beseitigt – Sie können niemals die Schnüre der Liebe durchtrennen, weder wissentlich noch unbewusst.

Wenn Sie das Gefühl haben, dass bestimmte Schnüre nicht losgelassen wurden, fragen Sie Ihre Engel nach dem Grund. Sie werden Ihnen vielleicht Bilder oder Gefühle in Bezug auf die Person senden, die durch diese Schnur mit Ihnen verbunden ist. Dann visualisieren Sie ein friedliches Gespräch mit diesem Menschen. Sagen Sie ihm oder ihr alles, was Ihnen auf dem Herzen liegt. Vielleicht bekommen Sie ein Gefühl dafür, was dieser Mensch darauf antworten würde. Dann richten Sie Ihre Aufmerksamkeit wieder auf Ihren Körper. Achten Sie auf die größere Energie, die Sie jetzt spüren. Sie haben erfolgreich eine negative, unausgewogene Beziehung losgelassen! Sagen Sie dem Universum, dass Sie von nun an nur noch liebevolle Menschen in Ihrem Leben willkommen heißen.

Die Macht des Gebetes

Wenn Sie beten, verbinden Sie sich mit dem göttlichen Bewusstsein, von dem Sie stets umgeben sind. In Wahrheit ist Gott immer in Ihrem Inneren, daher haben Sie jederzeit die Möglichkeit, diese ungeheure Energie abzurufen, egal um was es geht. Wie bereits erwähnt, benötigen die Engel auf Grund des universalen Gesetzes des Freien Willens Ihre Genehmigung, um intervenieren zu können. Wenn Sie beten, geben Sie ihnen damit die Erlaubnis, einzugreifen.

Beten erfordert nicht, dass Sie gerade sitzen, mit gefalteten Händen und gebeugtem Kopf. (Doch wenn es das ist, was sich für Sie richtig anfühlt, dann sollten Sie unbedingt auf diese Weise beten.) Es ist weder eine bestimmte Körperhaltung, die dem Gebet seine Macht verleiht – noch sind es die Worte! Vielmehr sind es die zugrunde liegende Intention, die Inbrunst und ein offenes Herz, die Ihr Gebet laut und deutlich zum Himmel emportragen.
Es sind schon viele Studien über Gebete durchgeführt worden, die ihre heilende Macht eindeutig beweisen. Manche dieser Studien waren doppelblind, was bedeutet, dass weder die Ärzte noch die Patienten wussten, für welche Teilnehmer an dieser Studie gebetet wurde, und für welche nicht. In den meisten Fällen wurden die Menschen aus den Gruppen, für die gebetet wurde, schneller gesund; sie brauchten weniger Medikamente und hatten nach Operationen weniger Komplikationen zu beklagen.
Wir haben sowohl persönlich als auch beruflich großes Vertrauen in die Kraft des Gebetes und unzählige Male ihre machtvolle Wirkung erlebt. In unseren eigenen Untersuchungen mit Schmerzpatienten haben wir festgestellt, dass diejenigen, die am schnellsten gesund wurden, um göttlichen Beistand gebetet hatten. Vielleicht waren sie verzweifelt und griffen nach jedem Strohhalm; fest steht, sie fielen auf die Knie – wörtlich oder im übertragenen Sinne – und beteten um Hilfe. Damit hatten Gott und die Engel endlich den »Erlaubnisschein«, den sie brauchten, um einzugreifen. Wenn Sie also Heilung brauchen, versuchen Sie es mit Beten – es könnte Ihnen schnellere und umfassendere Erleichterung bringen, als Sie es sich vorstellen können. (Für weitere Informationen zu diesem Thema empfehlen wir Ihnen dringend die wunderbaren Bücher von Larry Dossey.)
Es gibt zwei Möglichkeiten zu beten: Bittgebete und affirmative Gebete. Letztere scheinen eine etwas höhere Erfolgsrate zu haben. Bei einem Bittgebet könnten Sie zum Beispiel sagen: »Bitte

hilf mir, diesen Schmerz loszulassen.« In einem affirmativen Gebet würden Sie stattdessen sagen: »Mein Körper fühlt sich rundum wohl und ist total geheilt.« Achten Sie auf die Energie dieser beiden Sätze. Lesen Sie sie noch einmal und machen Sie sich bewusst, wie sich diese beiden Sätze in Ihrem Körper anfühlen. Wenn Sie sensitiv sind, werden Sie wahrscheinlich bei der zweiten Aussage eine stärkere Resonanz fühlen.

Tun Sie Ihr Bestes, um alle negativen Worte und solche mit niederer Energie aus Ihren Gebeten zu entfernen. Erlauben Sie der Veränderung, um die Sie bitten, jeden Bereich Ihres Lebens zu erfassen; erst beten und dann den ganzen Tag über das klagen, was Sie nicht wollen, ist keine gute Idee! Tun Sie alles, was in Ihren Kräften steht, um solche negativen Gedanken aus Ihrem Kopf zu verbannen, und wiederholen Sie innerlich Ihren Wunsch nach Gesundheit.

Nachfolgend eine Auswahl affirmativer Gebete für Heilung:

- »Danke für meinen perfekt gesunden Körper.«
- »Es geht mir gut, und ich fühle mich wohl.«
- »Mein Körper bewegt sich frei und unbeschwert.«
- »Regelmäßige Bewegung fällt mir leicht.«

Während Sie diese Worte sagen, visualisieren Sie, wie die heilende Energie Gottes und der Engel Sie umfängt und Ihnen die Unterstützung gibt, die Sie brauchen. So etwas wie »zu viel beten« gibt es nicht. Sie können weder Gott noch Ihre Engel jemals verärgern oder stören; der einzige Grund für ihre Existenz besteht darin, Ihnen zu helfen, Ihre Mission zu vollenden. Die Engel wollen ihre himmlischen Pflichten erfüllen, indem sie Ihnen den gesündesten Weg zu leben zeigen.

Kevin Hunter ist ein Autor, der am 22. November 2010 die Macht des Gebetes erfahren hat, als er »in die Mangel genommen« wurde, um diese immense Heilungsenergie kennenzulernen. Obwohl er Zeit seines Lebens spirituell ausgerichtet war, erlaubte ihm das folgende Ereignis, sein Herz zu öffnen und die göttliche Liebe voll anzunehmen, die ihn (und uns alle) umgibt. Anfang November merkte Kevin, dass er Probleme in der Leistengegend hatte. Er war zwar ein wenig besorgt, verfiel aber nicht in Panik, und versuchte herauszufinden, was das Problem sein könnte. Seine Engel zeigten ihm, dass es sich um eine Infektion handelte. Er schickte daher seinem Arzt eine E-Mail, erklärte die Situation und bat um ein Rezept für ein Antibiotikum.

In den folgenden Tagen wurden seine Beschwerden an den Hoden immer schlimmer, bis er beschloss, ins Krankenhaus zu gehen. Er wusste, dass es eine Verbindung zwischen seinen Workouts im Fitnesscenter und diesen immer stärker werdenden Schmerzen geben musste und bat erneut um ein Antibiotikum. Der Arzt sagte jedoch, dass er zunächst ein paar Tests machen musste; dabei sollte unter anderem ein Schlauch in einen bestimmten Körperteil eingeführt werden – Kevin mochte sich das gar nicht erst vorstellen, und schon allein der Gedanke daran verursachte ihm Übelkeit. Der Arzt meinte, das Problem könnte auch die Prostata sein, fügte dann aber hinzu, dass Kevin noch nicht in dem Alter war, in dem ein Mann mit regelmäßigen Untersuchungen beginnen sollte. Kevin hatte das Gefühl, dass der Arzt sich irrte, und dachte immer wieder an die himmlische Botschaft, die er empfangen hatte. Er beschloss, den Test nicht zu machen, sich stattdessen zu Hause genau zu beobachten und eventuell noch mal ins Krankenhaus zu gehen, falls seine Symptome nicht von allein abklingen würden.

Nach einer Woche waren die Schmerzen so stark, dass Kevin sich kaum noch bewegen oder gehen konnte. Laut und deutlich hörte er die Stimmen seiner Engel, die ihm sagten, was er tun sollte, doch er hatte Angst. *Was wäre, wenn ich in die Notaufnahme gehen muss? Was wäre, wenn sie einen Teil meines Körpers abschneiden?!* Kevin war voller Angst, überwältigt von den schrecklichen Vorstellungen, die durch seinen Kopf jagten. Sein höheres Selbst sagte ihm, dass es sich nur um eine Entzündung handelte, die schnell kuriert werden könnte. Sein niederes Selbst jedoch stellte sich alle möglichen grauenhaften Szenarien vor, die zu entsetzlichen Operationen führen würden.

Kevin entschied, seinem Doktor erneut eine E-Mail zu schicken und ihn um ein Antibiotikum zu bitten. Als Mensch mit hellsichtigen Fähigkeiten (jemand, der göttliche Botschaften durch Gedanken und Ideen empfängt), wurde Kevin oft als neunmalklug bezeichnet, und er machte sich Sorgen, dass sein Arzt diese direkte Herangehensweise vielleicht nicht gutheißen würde. Es könnte ja sein, dass es sich für einen Arzt irritierend anfühlen würde, von jemandem ohne jegliche medizinische Ausbildung gesagt zu bekommen, was er tun sollte. Doch bald waren Kevins Schmerzen unerträglich, also rief er in der Praxis an. Die Sprechstundenhilfe sagte, dass der Doktor auf Reisen war, und überwies ihn an einen Urologen. Diese Information ließ Kevins Angst nur noch größer werden. Er suchte verzweifelt nach einem neuen Arzt, um eine Zweitmeinung einzuholen – alles, nur um nicht zum Urologen gehen zu müssen! Doch jeder Arzt, den er kontaktierte, hatte entweder keinen Termin mehr frei oder war nicht da.

Kevins Schmerzen begannen ihm Angst einzujagen, doch sein niederes Selbst überzeugte ihn, dass es zu einer Szene wie im Horrorfilm kommen würde, wenn er in die Notaufnahme gehen würde. Also gab er schließlich nach und bat um einen sofortigen Termin beim Urologen. Doch der nächste freie Termin war erst in fünf Tagen. Kevins Angst erreichte ihren Höhepunkt: *Was soll ich nur tun? Die Schmerzen werden immer stärker! Sie hören nicht auf. Jeden Tag wird es schlimmer!* Er lag im Bett und wartete, weil jede Bewegung unerträglich stechende Schmerzen in einem besonders delikaten Körperbereich auslöste. Wenn er ging, war es, als müsste er meilenweit über heiße Kohlen und Glasscherben laufen, ohne Hoffnung, heil davonzukommen.

Am Tag vor seinem Termin beim Urologen, dem 22. November 2010, veränderte sich Kevins Leben für immer. Es war der Moment des Erwachens, der seine Spiritualität vertiefte. An diesem Tag gelang Kevin mühelos in einen meditativen Zustand und bat seine Engel um Hilfe. Er war so daran gewöhnt, alles allein zu tun, dass der Gedanke, jemanden um Hilfe zu bitten, und sei es der Himmel, jenseits seiner Vorstellung lag! Er flehte zu Gott und den Engeln und bat inständig um Hilfe. Und diese ehrliche Kommunikation mit den himmlischen Kräften öffnete jede Zelle in seinem Körper und machte sie bereit, Heilung zu empfangen. Er fühlte eine plötzliche, hochwillkommene Erleichterung seiner quälenden Schmerzen. Seine Seele wurde von überwältigender Liebe ergriffen. Seine Hellsichtigkeit erwachte, und er sah, wie seine Seele durch den herrlichsten blauen Himmel schwebte. Er flog über watteweiche weiße Wolken, von denen ihm Engel zulächelten. In der Ferne erblickte er eine extrem hohe Gestalt, die wie ein lang gestreckter Laternenmast aussah. Als er sich diesem Wesen näherte, senkte er den Kopf vor seliger Ehrfurcht. Was er für einen Laternenmast gehalten hatte, wurde zusehends weißer und strahlender und verwandelte sich vor seinen Augen in ein zehn Meter großes Wesen mit zwei riesigen, wunderschönen Flügeln! Mit lauter Stimme sagte die herrliche Erscheinung, sie sei Erzengel Michael, und fügte hinzu: »Es wird dir wieder gut gehen. Wir arbeiten daran.«, was Kevins Herz mit großer Freude und absolutem Vertrauen in die Worte des Erzengels erfüllte.

Als Kevin erwachte, weinte er vor Glück, und es kamen Gefühle hoch, die er nie zuvor erlebt hatte. Er spürte, wie sein altes Leben ihn verließ und er mit einer völlig neuen Sichtweise wiedergeboren wurde.

Als Kevin seinen Termin beim Urologen wahrnahm, hatte er keine Angst mehr vor dem, was getan werden musste. Er fühlte sich ungewöhnlich ruhig angesichts dessen, was vor ihm lag. Doch der Urologe musste keinen der schmerzhaften Tests durchführen, vor denen Kevin sich gefürchtet hatte. Der Arzt diagnostizierte eine Nebenhodenentzündung und erklärte, dass diese Art von Infektion unter Sportlern und Athleten weitverbreitet sei. Kevin konnte kaum glauben, dass solch unerträgliche Schmerzen von einem Workout ausgelöst werden konnten, der doch eigentlich seine Gesundheit fördern sollte.

Von dem Tag seiner Begegnung mit Erzengel Michael an verbesserte sich Kevins Zustand rapide. Obwohl ihm gleichzeitig eine zehntägige Antibiotika-Behandlung verschrieben wurde, wusste er, dass es in Wahrheit göttliche Hilfe war, die ihm eine derart schnelle Genesung ermöglichte. Nach einem Monat gab es keinerlei Anzeichen mehr für eine Infektion; es war, als hätte es nie eine gegeben!

Kevin wusste, dass etwas Tiefgreifendes passiert war. Dieses Erlebnis erweckte ihn in vielerlei Hinsicht.

Trenia litt seit ihren Jugendjahren an Schmerzen im Knie. Als sie Mutter wurde, machten diese Schmerzen es ihr unmöglich, mit ihren Kindern mitzuhalten. Obwohl sie es in den letzten 15 Jahren immer wieder mit Physiotherapie versucht hatte, ging der Schmerz nie weg. Unzählige Male hatte sie sich massieren, traktieren und durchwalken lassen. Rezeptpflichtige Schmerzmittel halfen immer nur für kurze Zeit, bevor die Schmerzen unweigerlich zurückkehrten. Die Beschwerden hinderten sie daran, Sport zu machen, was zur Folge hatte, dass sie zunahm und ihre Gelenke dadurch noch stärker belastet wurden.

Zu Beginn des Jahrs 2013 verschlimmerte sich der Zustand von Trenias Knie so sehr, dass sie es überhaupt nicht mehr belasten konnte. Bei jedem Schritt gaben ihre Beine nach. Die Ärzte waren überzeugt, dass ihr Meniskus gerissen war, das lebenswichtige Knorpelgewebe in den Gelenken. Alle Untersuchungen bestätigten diese Diagnose, und Trenia bekam schließlich einen Termin bei einem orthopädischen Chirurgen für eine Meniskus-Operation.

Dies war für die junge Mutter eine sehr schwierige, aufwühlende Zeit. Doch dann erinnerte sie sich wieder an ihre Verbindung mit den Engeln. Sie meditierte und bat Gott und die Engel, ihr Knie zu heilen. Sie wollte keine Operation, sondern in ein paar Wochen dabei sein, wenn ihre Kinder zum ersten Mal einen Vergnügungspark besuchten. Sie begann, unmissverständliche Zeichen und Botschaften zu empfangen, die besagten, dass es genauso sein würde.
Zwei Wochen später machte der Arzt eine Magnetresonanztomographie, um vor der Operation die genaue Stelle des Risses zu identifizieren. Die Untersuchung zeigte jedoch, dass es keinen Riss gab – ihr Knie war komplett geheilt! Der Arzt informierte sie, dass es keinen Grund mehr gab für eine Operation. Er hatte keine Erklärung, warum ihr Knie so schnell in der Lage gewesen war zu heilen, und fügte hinzu, dass Meniskus-Risse normalerweise nicht mehr ausreichend mit Blut versorgt werden, um sich selbst reparieren zu können.
Bis zum heutigen Tag sind Trenias Schmerzen im Knie nie mehr wiedergekommen – und sie hatte eine wunderbare Zeit mit ihren Kindern bei ihrem gemeinsamen ersten Besuch im Vergnügungspark!

Eine wunderschöne Seele namens Sapphire heilte ihren Rücken durch Beten. Nachdem Sie einen ganzen Tag lang ihren Keller geputzt und dabei schwere Kisten geschleppt und Möbel herumgerückt hatte, stellten sich Schmerzen in ihren Gliedern und ihrem Rücken ein. In der darauffolgenden Nacht wurden die Schmerzen so stark, dass sie nicht schlafen konnte, doch sie wollte keine Schmerztabletten nehmen.
Während sie im Bett lag, wandte sich Sapphire an Erzengel Raphael. Sie bat ihn um seine Hilfe, um alle Schmerzen und Giftstoffe aus ihrem Körper zu entfernen. Vor ihrem inneren Auge sah sie zwei Hände, die hinunter in ihren Rücken reichten. Ein warmes und tröstendes goldenes Licht erschien,

und Sapphire wusste, dass diese heilenden Hände ihr nur Gutes taten. Und plötzlich, von einem Moment auf den anderen, hatte sie keine Schmerzen mehr! Sie war erstaunt, wie schnell die Heilung eingetreten war. Sapphire dankte den Engeln für ihre Hilfe, und im nächsten Augenblick war sie schon glücklich eingeschlafen.

Am 3. Juni 2013 zog Gina M. Adkins mit ihrem Mann Michael und ihren beiden kleinen Kindern Alexis und Kaylee in ihr neues Haus in Arizona. Ihre Mutter und ihr Stiefvater waren auch gekommen, um ihnen beim Umzug zu helfen. Es war ein schöner, fröhlicher Tag und schien ein ganz normaler Umzug zu werden. Doch als Gina eine große, schwere Kiste über den Boden zog, hörte sie, wie etwas riss, und ein stechender Schmerz schoss von ihrer Lendenwirbelsäue hinunter in ihre Füße. Nach mehreren beschwerdevollen Stunden beschloss sie, sich für ein Nickerchen ins Schlafzimmer zurückzuziehen.
Eine Stunde später wachte Gina auf und merkte, dass sie von der Taille abwärts gelähmt war. Sie schrie laut um Hilfe, und ihr Mann kam sofort angerannt. Gina war aus dem Bett auf den Boden gefallen. Vorsichtig versuchte sie, mit zitternden Beinen aufzustehen und rief: »Lieber Gott, hilf mir jetzt!« Michael trug sie ins Wohnzimmer; ihre Arme und Beine waren erschlafft, und die ganze Familie schaute völlig verstört zu.
Plötzlich lief ein Gefühl von Frieden durch Ginas Körper. Sie hatte das Gefühl, dass alles bald vorbei sein würde. Sie schaute zu ihrem Mann hoch und sagte: »Ich verliere das Bewusstsein.« Sie spürte, wie ein schweres Gewicht von ihrem Körper genommen wurde, während sie in einen veränderten Bewusstseinszustand glitt. Sie hörte ihre Mutter schreien: »Komm zurück! Du darfst uns nicht verlassen, Gina!« In der Dunkelheit, die sie umgab, empfand sie ein überwältigendes Gefühl von Frieden und Glück. Es gab keine Schmerzen, keine Sorgen,

keine Ängste, keinen Kummer. Sie wurde sich ihrer Verbindung zu Gott und den Engeln bewusst.
Das Nächste, woran Gina sich erinnert, war, dass sie ihre Augen öffnete und einen Sanitäter mit intensiv blauen Augen sah – sie waren von einem Blau, wie sie es in den 35 Jahren ihres Lebens noch nie gesehen hatte. Er sagte: »Mein Name ist Hudson. Alles wird gut.«
Der Krankenwagen brachte Gina in die Notaufnahme des John C. Lincoln Hospital in Phoenix. Ihre Herzfrequenz war um mehr als die Hälfte auf 30 Schläge pro Minute gesunken. Im Krankenhaus erkundigte sich Gina nach Hudson, doch keiner kannte ihn. Sie war frustriert, dass sie mit ihren Schmerzen zurück auf die Erde geschickt worden war, und ihr Retter war nirgends zu finden. Seine Augen jedoch blieben ihr in lebhafter Erinnerung.
In den nächsten Tagen im Krankenhaus brauchte Gina einen Rollstuhl neben ihrem Bett. Der Kardiologe bestand darauf, ihr einen Herzschrittmacher einzusetzen, um ihr Herz zu stabilisieren. Der orthopädische Chirurg insistierte auf einer Operation, um ihre verrutschten Lendenwirbel 4 und 5 wieder in Ordnung zu bringen. Etwas in ihrem Inneren sagte Gina jedoch, dass dies nicht die richtigen Maßnahmen waren. Gegen jeden ärztlichen Rat lehnte sie die Operationen ab. Sie fuhr fort zu beten und Gott und die Engel um Heilung zu bitten.
Drei Tage später wachte sie gegen Viertel vor drei in der Nacht auf, als sie ein Flüstern hörte: »Steh jetzt auf.« Vorsichtig versuchte sie, sich aufzusetzen, und der Schmerz war so groß, dass ihr die Tränen in die Augen stiegen. Ihre Füße berührten den Boden, aber sie war nicht sicher, dass sie wirklich aufstehen konnte. Dann hörte sie die Stimme noch einmal: »Steh auf für deine Kinder.« Schnell erhob sie sich und ging ohne fremde Hilfe zur Toilette auf den Gang.
Als Gina sich von ihrem Bett erhob, schrillte der Alarm; die Krankenschwestern kamen angelaufen und sahen Gina völlig

verblüfft an. Sie hatten angenommen, sie würde nie wieder laufen können! Bald begann Ginas Herz, sich von selbst zu normalisieren, bis es wieder eine Frequenz von 60 Schlägen pro Minute erreicht hatte. Sie machte weiterhin Fortschritte, ging jeden Tag ein paar Schritte mehr und erlangte ihre Kraft zurück. Bald war sie so weit wiederhergestellt, dass sie nach Hause entlassen werden konnte. Sie dankte Gott und den Engeln, dass sie ihr eine zweite Chance gegeben hatten, doch sie wunderte sich immer noch – und tut es bis heute – wer dieser Hudson mit den intensiv blauen Augen gewesen sein mag.

Gina beschloss, dem Mann, der ihr das Leben gerettet hatte, ein Dankeschön zu schreiben. Sie ging zur Feuerwache, mit einer Karte in der Hand, auf deren Umschlag stand »Für Hudson«. Der Feuerwehrmann, der ihr die Tür geöffnet hatte, erinnerte sich an sie. »Sie können gehen?«, fragte er. »Ja«, antwortete sie, »doch ich muss unbedingt Hudson sehen. Er war an dem Tag da, als Sie mich wiederbelebt haben.«

Der Mann dachte nach und erwiderte: »Es tut mir so leid, aber an dem Tag gab es in unserer Crew niemanden mit dem Namen Hudson. In meinen elf Jahren beim Daisy Mountain Fire Department hat es überhaupt noch keinen Kollegen mit dem Namen Hudson gegeben.«

Gina dankte dem Feuerwehrmann und ging zurück zu ihrem Auto. Sie sah hinauf in den strahlend blauen Himmel, und während ihr die Tränen übers Gesicht liefen, sagte sie: »Ich weiß, dass du mir an jenem schicksalshaften Tag einen Engel gesandt hast. Danke, Gott.«

Heute gehört Gehen zu ihren Lieblingssportarten, und derzeit bereitet sie sich darauf vor, an einem Fünf-Kilometer-Lauf für eine Wohltätigkeitsorganisation teilzunehmen. Jeden Tag geht sie fünf bis acht Kilometer und fühlt, dass ihre Engel bei ihr sind. Sie weiß, dass sie unterstützt wird und ist zutiefst dankbar für die Heilung, die ihr damals zuteilwurde.

Wenn alle folgenden Bedingungen erfüllt sind, wird Heilung eintreten: Geben Sie den Engeln die Erlaubnis, Ihnen zu helfen; hören Sie auf ihre innere Führung; unternehmen Sie die entsprechenden Schritte; und bringen Sie Ihre Dankbarkeit zum Ausdruck. Wenn Ihre Lieben einverstanden sind, können Sie auch in ihrem Namen um Heilung beten.

Nicole hatte immer wieder so starke Magenschmerzen, dass sie sich übergeben musste. Diese Anfälle dauerten in der Regel einen Tag, doch zuweilen auch länger. Sie verglich das Gefühl, das sie dabei hatte, mit Geburtswehen! Häufig weinte sie vor Schmerzen, die nicht aufhören wollten.

Einer dieser Anfälle hatte schon zwei oder drei Tage angedauert, mit steigender Intensität. Nicole lag im Bett und verlor alle Hoffnung; sämtliche Heilmethoden, die sie ausprobiert hatte, funktionierten nicht. Ihr Partner wollte ihr helfen, doch er hatte kaum spirituelles Wissen, auch wenn sie gelegentlich mit ihm über Engel sprach.

Während Nicole so dalag, fühlte sie, wie ihr Körper sich entspannte und sie dabei war einzuschlafen. Wenn auch die Schmerzen nicht total aufhörten, fühlte sie sich jetzt dennoch viel besser. Als sie aufwachte, wollte ihr Partner wissen, ob sie sich anders fühlte als vorher. Sie sagte, dass es ihr jetzt tatsächlich viel besser ging! Er sagte ihr, dass er sich vorgestellt hatte, ihr Wesen mit reinem weißem Licht zu erfüllen. Sie war von dieser liebevollen Geste überrascht und beeindruckt, dass er sie intuitiv ausgeführt hatte. Sie dankte ihm und bat ihn, diese Methode auch in Zukunft anzuwenden, falls es ihr wieder schlecht gehen würde.

Wenn Nicole heute Schmerzen hat, setzt sie Atemübungen und Visualisierungen ein. Sie atmet reines weißes Licht ein und Stress, dunkle Energie, Schmerzen und alles andere aus, das sie loslassen möchte. Sie betet: »Ich atme göttliches Licht ein, und ich lasse Schmerzen los. Ich bin in Sicherheit.« Meistens lindert das den Schmerz, bis er schließlich ganz verschwindet.

Mariela Nikol hat heute dank der Macht des Betens keine Rückenschmerzen mehr. Sie schreibt dies einem Bittgebet zu, das sie in einem bulgarischen Buch über Energieheilung gefunden hat. Bis auf den heutigen Tag wiederholt sie dieses Gebet aufrichtigen Herzens jeden Morgen und jeden Abend. Vergessen Sie nicht, das Wichtigste beim Beten sind nicht die Worte, die Sie benutzen, sondern die Ihren Worten zugrunde liegende Intention.
Übersetzt lautet das Gebet ungefähr so:

»Lieber Gott, Jesus, Mutter Maria und Engel, bitte seht nur meine Vollkommenheit und nicht meine Fehler. Bitte hilft mir, die natürliche Selbstheilungsfähigkeit meines Körpers zu wecken. Ich bestätige meine perfekte Gesundheit im Namen des Lichts. Bitte lasst mir auf eine leichte und friedvolle Weise Heilung zukommen, zum höchsten Wohle aller.«

Anschließend visualisieren Sie Ihren Körper, wie er von innen heraus gereinigt wird. Stellen Sie sich eine heilende purpurfarbene Flamme vor, die allen Schmerz beseitigt und nur Frieden zurücklässt. Fühlen Sie, wie Ihre Engel Sie umgeben und die segensreiche Mutter Maria Sie in Rosen hüllt.
Noch während sie ihr Gebet sprach, spürte Mariela eine große Erleichterung und ist bis auf den heutigen Tag frei von Schmerzen geblieben.

Wunderbare Schmerzvorbeugung

Ohne Frage kann Beten Schmerzen erleichtern, doch darüber hinaus kann es dafür sorgen, dass sie gar nicht erst auftreten. Rose Nickersons wunderbare Geschichte ist sehr berührend – holen Sie sich ein Taschentuch, bevor Sie anfangen zu lesen!

»Ich war im Krankenhaus, es ging mir sehr schlecht, und ich hatte große Angst. Ein paar Tage zuvor war ich zusammenge-

brochen, und die Ärzte wussten nicht, was los war mit mir. Alle Tests waren ergebnislos. Da ich relativ klein bin und dünne Venen habe, waren meine Arme aufgrund der vielen Blutabnahmen und Injektionen geschwollen und voller blauer Flecken.
Es war früher Morgen, als eine Krankenschwester ins Zimmer kam, um mir noch mal Blut abzunehmen und zu sehen, ob ich innere Blutungen hatte. Sie hatte den Auftrag, mir 15 Röhrchen Blut abzunehmen! Und weil meine Arme in so schlechtem Zustand waren, musste sie das Blut aus meiner Hand ziehen – wo es am meisten wehtut!
Ich hatte Angst vor Nadeln und so starke Schmerzen, dass ich weinte. Die Schwester sagte: ›Es tut mir so leid, doch es muss sein.‹ Sie gab mir zehn Minuten, um mich innerlich zu rüsten, während sie ihre Utensilien bereitlegte.
Ich hatte das Buch *Erzengel Michael* mit ins Krankenhaus genommen und erinnerte mich daran, gelesen zu haben, dass Michael und Raphael zusammenarbeiten. Immer wieder sagte ich: ›Bitte, Gott und liebste Erzengel Michael und Raphael, ich bitte um eure Hilfe, damit das Ganze so schnell und schmerzfrei wie möglich über die Bühne geht. Bitte kommt jetzt zu mir und nehmt mir meine Angst, Nervosität und Schmerzen!‹
Die Schwester kam zurück, sagte mir, ich solle mich zurücklegen, und stellte mein Bett höher. Ich schloss die Augen und visualisierte Raphaels heilendes grünes Licht, das mich umgab. Ich fühlte Michael an meiner linken Seite und Raphael an meiner rechten, und beide hielten meine Hände.
Während die Schwester mir das Blut abnahm, war ich erstaunt, dass ich nicht den geringsten Schmerz spürte. Mir war angenehm warm, und ich war gelassen und ruhig, um nicht zu sagen heiter, während sie 15 große Röhrchen Blut aus meiner Hand entnahm. Das Ganze dauerte ungefähr 20 Minuten, und ich fühlte nicht mal ein Piksen. Ich legte mich einfach zurück in mein Kissen und dankte Gott und den wunderbaren Erzengeln, dass sie mir geholfen hatten.

Hinterher erzählte ich der Schwester, dass ich die Erzengel um Hilfe gebeten hatte. Sie lächelte mich an und sagte: ›Sie sind immer da für uns. Wir müssen sie nur um ihre Hilfe bitten.‹
Einige Stunden später erfuhr ich, dass keine inneren Blutungen vorlagen und ich mich aufgrund einer bakteriellen Infektion so elend fühlte. Ich wurde medikamentös behandelt und konnte zwei Tage später nach Hause gehen, ohne dass weitere Tests oder Blutabnahmen nötig waren.«

Roses Geschichte zeigt Erzengel Raphaels bemerkenswerte Fähigkeit, jenen zu helfen, die Hilfe am meisten nötig haben. Er macht das scheinbar Unmögliche möglich. In verzweifelten Situationen wie dieser ist Beten das Einzige, was Sie tun können.

Als Silvias Zähne entzündet waren, schlug ihr Zahnarzt vor, die befallenen Zähne zu ziehen. Da ihr Körper jedoch weder eine Anästhesie noch Betäubungsmittel vertragen konnte, musste sie Erzengel Raphael um Hilfe bitten. Sie sagte ihrem Zahnarzt, er solle die entzündeten Zähne ohne Betäubung ziehen. Er war dagegen und meinte, dass die Schmerzen zu groß sein würden. Doch Silvia wusste, dass es die richtige Entscheidung war, also willigte der Zahnarzt schließlich ein. Zwei Tage vor der Extraktion fokussierte Silvia sich auf Meditationen, Gebete und die Kommunikation mit Gott und Erzengel Raphael. Sie bat ihn, sie vor Schmerzen und Komplikationen zu bewahren.
Als sie zu dem vereinbarten Termin in die Praxis ging, um sich die Zähne ziehen zu lassen, sagte Silvia dem Arzt: »Alles wird gut sein. Ich werde nicht hier sein, sondern irgendwo draußen im Wald.« Beide mussten lachen, und als der Arzt die nötigen Vorbereitungen traf, um ihre Zähne zu ziehen, visualisierte Silvia Raphaels grünes Licht und seine grüne Energie.
Schon nach zweimal Ruckeln waren die Zähne draußen – völlig schmerzfrei! Der Zahnarzt war beeindruckt und sagte, dass

er sich nicht erklären konnte, wie so etwas möglich war. Sie erzählte ihm ein wenig über Meditation und ermutigte ihn, es auch mal zu versuchen. Nach ein paar Tagen waren die Wunden in ihrem Mund verheilt.
Silvia sagt: »Ich weiß jetzt, wie tief ich mit Erzengel Raphael verbunden bin.«

Spirituelle Heilung mit den Händen

Es gibt viele Arten spiritueller Heilung. Jede hat ihre eigenen Erfordernisse, Eigenschaften und Methoden; in Wahrheit jedoch sind sie alle eins. Die Engel sagen, dass man es mit Wasser vergleichen kann, das aus einem Duschkopf sprudelt. Uns mögen sie wie viele individuelle Wasserströme erscheinen, doch in Wirklichkeit kommen sie alle aus einer Quelle. Wenn die spirituelle Heilung im Licht verankert ist, wird sie zu einer Heilung, die von unserem Schöpfer kommt.
Während einer spirituellen Heilbehandlung leiten Therapeuten göttliche Energie aus dem Universum zu Ihnen. Dabei sollten sie nicht ihre eigene Energie benutzen, sondern ihr Ego zurücklassen und der Heilungsenergie erlauben, dorthin zu fließen, wo sie am meisten benötigt wird, entsprechend der Weisheit Gottes.
Spirituelle Heilung dient nicht dazu, eine Diagnose zu stellen – das ist nur ausgebildeten Ärzten und Heilern möglich. Sie kann jedoch ein ausgezeichnetes Hilfsmittel für den Umgang mit Schmerzen sein. Erlauben Sie Ihrer Intuition, Sie zu dem richtigen Therapeuten zu führen. Gehen Sie nur zu solchen, die fröhlich und inspirierend sind. Wenn Sie sich nach einer Behandlung leergesaugt oder erschöpft fühlen, sollten Sie sich vielleicht lieber einen anderen Therapeuten suchen.
Spirituelle Heilung umfasst unter anderem Blumen- oder Heilsteine-Therapie, die wir bereits an früherer Stelle präsentiert haben (siehe Seite 147 ff. und 155 ff.). Die dabei fließenden Ener-

gien harmonieren wunderbar miteinander, und die Behandlung ist immer auf den jeweiligen Patienten abgestimmt. Indem sie ihrer eigenen Führung folgen, legen Heiler zum Beispiel ihre Hände auf den Körper oder halten sie ein paar Zentimeter darüber. Direkter physischer Kontakt ist nicht wichtig, da diese Therapeuten auf einer energetischen Ebene arbeiten. Sie können sogar eine spirituelle Heilung über eine weite Entfernung empfangen, da die Energie Gottes unbegrenzt ist. Sie vermag durch Zeit und Raum zu reisen, um gleichzeitig jedem von uns zugutezukommen.

Eine spirituelle Heilbehandlung kann man auch als Wellness-Behandlung für die Seele bezeichnen. Sie lädt die Batterien neu auf und aktiviert die Ihrem Körper innewohnende Weisheit. Sie hilft Ihrem Geist, Schmerzsignale zu verarbeiten und entsprechend zu reagieren. Eine spirituelle Heilbehandlung macht es Ihnen leichter, Kontakt zu Ihren Engeln aufzunehmen, damit Sie ihre Führung hören, fühlen, sehen oder einfach »verstehen« können. In welcher Form diese Führung auch kommen wird, Sie werden klar erkennen, wann eine Botschaft vom Himmel gesandt ist. Vielleicht erhalten Sie Informationen in Bezug auf Ihre Ernährungsweise, Karriere, Beziehungen, Fitness, Finanzen oder irgendein anderes Thema, das Ihnen Sorgen bereitet und vielleicht mit Ihren Schmerzen zu tun hat.

Spirituelle Heilung kann sogar seit Langem bestehende Schmerzen auf wundersame Weise auflösen, wie Saskia Gingrich entdeckte. Saskia war innerhalb von 18 Monaten in drei Unfälle verwickelt. Die ersten beiden Unfälle überstand sie mit einem leichten Schleudertrauma und einem gebrochenen Handgelenk. Doch bei dem letzten Unfall erlitt sie Muskelrisse in ihrem Nacken, die zu unerträglichen Schmerzen führten. Sie musste sechs Monate lang eine Halskrause tragen, um wenigstens ein bisschen Erleichterung zu finden. Vier Tage in der Woche ging Saskia zur Physiotherapie, wurde mit Massagen, Ultraschall und Wassertherapie behandelt. Doch leider erzielte nichts davon eine nachhaltige Verbesserung ihres Zustands. Der Arzt wusste nicht, was er noch für seine Patientin tun konnte. Saskia konnte kaum ihren Hals bewegen und litt ständig unter Kopf- und Nackenschmerzen.

Eines Abends rief sie eine Freundin an, um sich von ihren Schmerzen abzulenken. Ihre Freundin erzählte, dass sie demnächst ein Medium aufsuchen würde, und Saskia beschloss, mitzugehen. Sie war zwar noch nie bei einem Medium gewesen, glaubte aber an Engel und die Kommunikation mit verstorbenen Angehörigen, und sie war neugierig auf das, was vielleicht passieren würde.

Als sie ankamen, wurden sie von einem reizenden englischen Ehepaar in den Siebzigern begrüßt, die sie in ihr Wohnzimmer baten und es ihnen wunderbar bequem machten. Vier weitere Klienten gesellten sich zu ihnen. Der Mann wies darauf hin, dass er das Medium war und seine Frau Krankenschwester und spirituelle Heilerin.

Der Mann begann die Sitzung mit Psychometrie (Erkennen der Energie von Objekten aus Metall, wie zum Beispiel Schmuck), indem er Gegenstände hielt, die seine Gäste ihm reichten, und dann beschrieb, welche gesundheitlichen Probleme er bei dem Betreffenden sah. Saskia dachte, dass es ihm leichtfallen würde, angesichts ihrer Nackenstütze eine Diagnose zu stellen. Sie war überrascht, als er ihr Schleudertrauma ignorierte und stattdessen über ihre Atemschwierigkeiten sprach und sagte, er fühle, dass sie sich nach vorn lehnen musste, um Atem zu holen. Fünf Jahre zuvor war Saskia aufgrund einer spontan kollabierten Lunge operiert worden. Sie wäre beinahe gestorben und musste einen Monat im Krankenhaus bleiben. Vor ihrer Operation konnte sie nur Atem holen, wenn sie sich nach vorn beugte.

Dann beschrieb das Medium einen Mann, der hinter ihr stand. Er war hochgewachsen, mit buschigen schwarzen Augenbrauen – ihr Vater. Das Medium hörte ihn sagen: »Sei stark,

Saskia. Du musst stark sein.« Das waren die exakten Worte, die ihr Vater benutzt hatte, um ihr Mut zuzusprechen!
Am Ende der Sitzung lud das Ehepaar Saskia und ihre Freundin ein, noch auf eine Tasse Tee zu bleiben. Während sie beisammensaßen, sagte die Ehefrau zu Saskia, dass sie kaum klar denken konnte, weil sie Saskias Schmerzen fühlte. Saskia erwiderte, dass sie ständig Qualen litt. Die Frau fragte, ob sie eine spirituelle Heilung vornehmen dürfte, mit der Zusicherung, dass sie Saskia nicht berühren und ihr keinerlei Schaden zufügen würde. Saskia war einverstanden; sie dachte, dass es nicht schaden könnte, es zu versuchen.
Die Frau setzte sich vor Saskia und begann, mit ihren Händen über Saskias Körper zu fahren, immer wieder vom Kopf über die Schultern hinunter und wieder hinauf. Allmählich fühlte Saskia, wie immer mehr Hitze aus den Händen der Frau strömte. Plötzlich spürte sie, wie die Schmerzen auf magische Weise durch die Spitze ihres Kopfes verschwanden! Saskia weinte vor Dankbarkeit und Erleichterung, während die Heilung erfolgte.
Zwei Tage später hatte sie erneut einen Physiotherapie-Termin. Die Therapeutin war verblüfft zu sehen, dass Saskia ihren Hals wieder uneingeschränkt bewegen konnte! Ihre Ärzte konnten keine bleibenden Spuren der lähmenden Verletzung finden, unter der sie seit sechs Monaten gelitten hatte.
Einige Wochen später versuchte Saskia, die beiden Heiler zu finden; sie wollte sich bedanken, dass sie ihr ein neues Leben geschenkt hatten. Doch sie waren nicht mehr zu finden. Diese Erdenengel waren gesandt worden, um ihr zu helfen, und verschwanden dann wieder. Heute hat Saskia ihre eigenen Heilungsfähigkeiten voll angenommen und freut sich über ihr schmerzfreies Leben.

Unser Körper absorbiert heilende Energie und versucht, einen Zustand des Wohlgefühls zu erreichen. Manchmal hat das zur Folge, dass Menschen einschlafen, um zu heilen.

Emily Southalls Tochter klagte eines Abends über Ohrenschmerzen. Emily wollte ihr konventionelle Schmerztabletten für Kinder geben, doch ihre Tochter weigerte sich. Vielleicht wusste das Mädchen intuitiv, dass die Tabletten den Schmerz nur verdecken würden. Emily versuchte, ihre Homöopathin anzurufen und Rat zu holen, konnte sie jedoch nicht erreichen. Ihre kleine Tochter schrie vor Schmerzen, und Emily wusste nicht, was sie tun sollte. Sie ging verzweifelt im Zimmer auf und ab und überlegte, wie sie helfen konnte. Dann fiel ihr das Reiki-Training ein, das sie erst vor Kurzem abgeschlossen hatte!
Sie ging zu ihrer Tochter und bettete sie in ihren Schoß. Behutsam legte sie ihre Hände über die Ohren der Kleinen und bat die Engel um sofortige Hilfe. Es dauerte keine Minute, und ihre Tochter war eingeschlafen. Als sie später mit einem breiten Lächeln im Gesicht aufwachte, waren alle Schmerzen weg.

Alle spirituellen Heilmethoden können nicht nur Menschen, sondern auch Tieren Erleichterung bringen. Lisa Aston ist eine australische Tier-Reiki-Therapeutin und Tier-Kommunikatorin. Bei der Arbeit mit ihren tierischen Gefährten entdeckte sie die schmerzstillenden Fähigkeiten von Reiki.
Einer von Lisas ersten Klienten war der zehn Jahre alte sibirische Husky namens Tang, der unter diversen Gesundheitsproblemen litt. Sie diagnostizierte eine Motorneuronerkrankung in den Hinterbeinen, Epilepsie, eine Bauchspeicheldrüsenentzündung, Kehlkopfkrebs und einen Magentumor. Als Welpe war ihm eine Lebenserwartung von weniger als zwei Jahren gegeben worden. Maria, seine Besitzerin, hatte alle veterinären, naturheilkundlichen und Kräuter-Behandlungen ausprobiert, die es gibt. Zu dem Zeitpunkt, als sie sich mit Lisa in Verbindung setzte, hatte ein Spezialist Tang noch drei Wochen gegeben. Zu sagen, dass Maria verzweifelt war, wäre eine Untertreibung. Wie konnte sie ohne ihren liebsten Freund weitermachen? Obgleich Maria wusste, dass sie sich darauf fokus-

sieren sollte, die Schmerzen ihres Hundes zu lindern, hoffte sie in ihrem Herzen auf eine Heilung.
Als Lisa Marias Haus betrat, wurde ihr ganz schwer ums Herz. Der große Hund konnte kaum auf den eigenen Beinen stehen und brauchte ihre Hilfe, um mit den Hinterbeinen hoch zu kommen. Seine Augen blickten müde, und er war physisch erschöpft. Lisa fühlte sich wie gelähmt; sie fragte sich, was sie um alles in der Welt tun konnte, um ihm zu helfen. (Später sollte Lisa erfahren, dass sie selbst nur wenig mit dem Heilungsprozess zu tun hatte. Da sie der Wirkung von Reiki vertraute und der Energie erlaubte, frei zu fließen, empfingen ihre Klienten genau das, was sie brauchten.)
Tang schien zu wissen, warum Lisa gekommen war. Dies war eine ihrer wertvollsten Lektionen; ihre Tier-Klienten konnten ihre wahren Intentionen intuitiv erkennen. Tang lag still auf dem Boden, und zwar so, dass Lisa ihn von allen Seiten behandeln konnte. Sie setzte sich einen halben Meter entfernt neben ihn und begann mit ihrer Heilung. Mit ihren Händen zeichnete sie heilige Symbole in die Luft und ließ sie in seine Aura sinken. Der Hund blickte sie mit einem Ausdruck der Dankbarkeit und Weisheit an – ein Blick, an den sich Lisa noch heute genau erinnert.
Lisa zögerte, Tang ihre Hände direkt aufzulegen, da die Krankheit seinen Körper sehr geschwächt hatte, auch wenn er alles tapfer und ohne zu klagen ertrug. Jedoch schaute er sie die ganze Zeit an und schien sie aufzufordern, näher zu kommen. Während Lisa Zentimeter um Zentimeter näher rückte, hielt er seinen Blick auf sie gerichtet, bis sie ihm schließlich ihre Hände seitlich auf den Körper legte. Eine Stunde lang bewegte Lisa ihre Hände intuitiv um seinen Körper herum in dem Vertrauen, die Stellen zu finden, wo die Energie am meisten gebraucht wurde. Tang entspannte sich und fiel in einen tiefen Schlaf.
Bei ihren Heilbehandlungen mit Menschen sah Lisa gelegentlich Visionen über deren Leben. Das vermittelte ihr Einsich-

ten in den Gesundheitszustand ihrer Klienten, und sie teilte diese Botschaften mit ihnen. Dies war das erste Mal, dass sie bei der Arbeit mit einem Tier diese intuitiven Eindrücke bekam. Zu Beginn wollte sie nicht darüber reden, weil sie fürchtete, es könnte sie als Therapeutin in Misskredit bringen. Lisa sah faszinierende Visionen von Tang im China der Antike. Seine Energie besagte, dass er in einem früheren Leben ein Kaiser gewesen war. Lisa bat ihre Engel um Rat und beschloss, der Besitzerin, Maria, diese Botschaften weiterzugeben Es stellte sich heraus, dass Maria eine tiefe Leidenschaft für die Geschichte des alten China pflegte und viele Bücher und Videos zu diesem Thema besaß.

Im Laufe von Lisas Sessions mit Tang teilte er viele weitere Einsichten mit ihr. Er erzählte ihr von Dingen, die ihm Freude gemacht hatten, zum Beispiel in einem See mit kristallklarem Wasser zu schwimmen, aus einem kleinen Eimerchen Eis zu essen und in einem Kinderplanschbecken zu sitzen und sich abzukühlen. Während Lisa all dies weitergab, horchte Maria auf Tangs Bitten und erfüllte sie, indem sie ihn an den Orten visualisierte, die er beschrieb. Sie lachte und sagte, dass der Eimer mit dem Eis noch immer zu seinen liebsten süßen Sünden gehörte.

Tang war bereit, hinüberzugehen, doch wartete er, bis Maria es akzeptieren konnte. Ihre Liebe füreinander war unverkennbar, und Tangs Schmerzen wurden durch Lisas Behandlungen gemindert. Es beruhigte ihn zu sehen, dass auch Maria zu heilen begann. Vier Monate später starb Tang.

Bis heute haben Tang und Maria einen besonderen Platz in Lisas Herz. Sie weiß, dass die Heilbehandlungen beiden gutgetan haben, während sie wiederum von der Liebe erfuhr, die das Königreich der Tiere für uns bereithält.

Ihr eigener Weg der Heilung wird Sie vielleicht inspirieren, mehr über die eine oder andere Heilmethode lernen zu wollen.

Denken Sie daran, dass spirituelle Heilung wunderbar als ergänzendes Mittel zu konventionellen Heilmethoden angewandt werden kann, wie Cindy Glavao feststellen konnte.

Cindy hatte ihre erste Begegnung mit einem Engel im Alter von sechs Jahren, nachdem sie beim Überqueren einer Schnellstraße im Norden von British Columbia, Kanada, von einem Lieferwagen angefahren wurde. Der Aufprall schleuderte ihren Körper in einen Graben auf der anderen Seite der Straße. Erstaunlicherweise verlor sie nach dem Unfall nicht das Bewusstsein, und als sie aufschaute, sah sie etwas absolut Verblüffendes. Bis auf den heutigen Tag erinnert Cindy sich an die herrlichen Farben von Gold, Rosa und Violett. Sie sah Funken von Licht in allen Farben des Regenbogens. Cindy empfand eine ungeheuer tiefe Liebe; in ihrem Herzen wusste sie, dass alles gut sein würde. Sie hatte das Gefühl, auf eine unbeschreibliche Weise beschützt und umsorgt zu sein.

Damals wusste Cindy noch nichts über Engel. Als sie später die magische Ebene der Engel entdeckte, erkannte sie, dass sie schon immer und in jeder Hinsicht göttlichen Schutz genoss. Mit der heilenden Hilfe ihrer Engel erfreute sie sich eines angenehmen und schmerzfreien Lebens.

Viele Jahre lang ging alles gut, doch dann starb ihr kleiner Sohn, was Cindy in tiefe Verzweiflung stürzte. Diese bittere Erfahrung führte sie auf eine spirituelle Reise, um mehr über die Engel, Energieheilung und ähnliche Themen zu erfahren. Schließlich wurde sie Reiki-Meisterin.

Während einer ihrer Heilbehandlungen hatte Cindy ein wunderbares Erlebnis mit Erzengel Raphael. Sie arbeitete mit einer jungen Frau, die wegen einer Krebserkrankung in Behandlung war. Sie war zu Cindy gekommen, um Trost und Unterstützung zu finden, während sie die konventionellen Behandlungen fortsetzte. Cindy sandte Energie in den Rücken der Frau und visualisierte sie in völlig gesundem Zustand, als sie plötzlich genau dasselbe sah wie damals, als sie den Unfall hatte. Sie sah ein

intensives Grün, umgeben von Funken hellen Lichts, und hörte deutlich die Worte: »Diese Heilung ist vollbracht, ich wiederhole: Sie ist vollbracht!«
Cindy wusste sofort, dass diese junge Frau geheilt worden war. Sie fühlte unendliche Dankbarkeit und Liebe, und es fiel ihr schwer, ihre Fassung zu bewahren. Es war eine zutiefst bewegende und wunderbare Erfahrung. Diese junge Frau ist heute krebsfrei. Als Feuerwehrfrau führt sie ein aufregendes Leben voller Abenteuer, während sie sich in Abendkursen weiterbildet. In ihrem Fall stellte sich die spirituelle Heilung als die perfekte Ergänzung zu einer konventionellen Behandlung heraus.

Kapitel 11
Würdigen Sie Ihre Sensitivität

Lichtarbeiter sind sensitive Menschen, die leicht von der emotionalen Energie anderer beeinflusst werden können, bis hin zu physischem Schmerz. Ein Lichtarbeiter ist jemand, dessen Seele die Aufgabe hat, mehr Licht in die Welt zu bringen, indem er Freude, Lachen, Heilung oder spirituelle Weisheit verbreitet. Die Aufgabe eines Lichtarbeiters kann viele Formen annehmen. In Ihrem Fall bedeutet es vielleicht, Mutter oder Vater sensitiver Kinder zu sein; ein liebevoller und mitfühlender Freund; oder jemand, der andere Menschen heilt und hellsichtige Fähigkeiten besitzt.

Jeder Mensch kommt mit einer seelenbereichernden Lebensaufgabe auf die Erde. Um mehr Licht und Erleuchtung zu bringen, haben Sie sich vielleicht entschieden, mehr Geduld zu lernen; mit Trauer umzugehen; oder sich in schwierigen Situationen zu behaupten. Manche Menschen, wenn auch nicht alle, kommen zudem mit einer globalen Aufgabe zur Welt. Diese Seelen haben nicht nur eine persönliche Aufgabe gewählt, sondern darüber hinaus eine, an der andere Menschen beteiligt sind. Zum Beispiel indem sie sich für den Tierschutz einsetzen; die Öffentlichkeit über die Qualität unserer Nahrungsmittel informieren; oder spirituelle Seminare leiten und Menschen mit den Engeln vertraut machen. Diese globalen Aufgaben sind Geschenke für sensitive Seelen, die dem Licht folgen werden, um ihre eigene wichtige Mission zu erfüllen. Ihre Schutzengel kennen Ihre Aufgabe. Sie standen direkt neben Ihnen, als Sie den Vertrag für dieses Leben unterschrieben haben. Sie selbst haben die Familie gewählt, in die Sie hineingeboren wurden; die Erfahrungen, die Sie machen wollten; und die Lektionen, die Sie lernen würden. Unter den wachsamen Augen Ihrer Engel können Sie alles realisieren, was auf dieser Liste steht.

Unsere Egos haben Angst, dass wir unsere Aufgabe erfüllen, weil Angst ihre Natur und alleinige Antriebskraft ist. Ihre Lebensaufgabe besteht darin, durch Ihren Beruf und andere Aktivitäten Licht und Liebe in die Welt zu bringen, und das Ego weiß, dass Ihre Aufgabe jede Angst beseitigen wird. Daher drängt es Sie ständig, die Erfüllung Ihrer Lebensaufgabe aufzuschieben. Das Ego lenkt Sie mit allen Mitteln ab, sogar mit physischen Krankheiten oder Schmerzen, um Sie davon abzuhalten, die Arbeit zu tun, die alle Angst vertreiben würde und die zu tun Sie hierher gekommen sind.

Tatsächlich habe ich (Doreen) in meiner Arbeit als psychologische Beraterin festgestellt: Je umfassender und wichtiger die Lebensaufgabe von jemandem war, desto größer war auch seine oder ihre Angst! Mit anderen Worten, je größer Ihre Bereitschaft ist, anderen zu helfen, desto lauter wird Ihr Ego brüllen: »Auf keinen Fall, du bist nicht qualifiziert dafür! Du kannst niemandem helfen! Du bist nicht ausreichend vorbereitet! Was ist, wenn du versagst?«, und andere Unwahrheiten. Die Wahrheit ist, dass Sie *bereit sind*, anderen zu helfen, auch wenn Ihr Körper nicht zu 100 Prozent bereit zu sein scheint. In Wirklichkeit haben Ihre Erfahrungen mit Schmerz Sie in hohem Maße mitfühlend gemacht gegenüber Menschen in ähnlichen Situationen, was Sie noch zusätzlich qualifiziert, allen zu helfen, die leiden, weil Sie wissen, wie das ist!

Der Gedanke, dass wir selbst diese Situationen gewählt haben, mag drastisch scheinen, doch tun wir das, um innerlich zu wachsen. Wenn wir fortfahren, immer wieder die gleichen Dinge zu tun, die wir seit jeher getan haben, werden wir auch immer wieder nur die gleichen Resultate erzielen. Stattdessen möchten wir uns Herausforderungen stellen, damit wir mehr lernen, neue Emotionen fühlen und das Wissen unserer Seele erweitern können. Es hilft uns dabei, die Gegensätze schätzen zu lernen. Wie es so schön heißt: Nur wenn es regnet, erinnern wir uns daran, dankbar zu sein für den Sonnenschein.

Wenn dieses Konzept Sie innerlich berührt, kann es gut sein, dass Sie allgemein sehr empfänglich für Energien sind. Achten Sie in den unterschiedlichsten Situationen sorgfältig auf Ihre Gefühle. Vielleicht stellen Sie fest, dass Sie im wahrsten Sinne des Wortes Kopfschmerzen bekommen, wenn Sie Zeit mit tratschenden, klagenden Freundinnen verbringen. Was daran liegt, dass Sie die feindselige Energie ihrer Worte aufnehmen. Achten Sie darauf, an welchen Tagen Ihre Kopfschmerzen besonders schlimm sind, und überlegen Sie, mit wem Sie zusammen waren. Rufen Sie sich in Erinnerung, wie sich die Energie angefühlt hat, sowie die Gesprächsthemen, an denen Sie teilgenommen haben. All dies sind wichtige Hinweise, um zu verstehen, wie Sie Schmerzen aus Ihrem Leben verbannen können.

Hören Sie auf Ihr Herz – es hält alle Antworten bereit. Wenn Sie Ihrem Herzen ernsthafte Fragen stellen, wird es stets mit Liebe antworten. Fragen Sie, ob bestimmte Personen Ihr Leben bereichern oder ob sie Ihnen Negativität senden. Die Engel sagen, dass die Menschen, mit denen Sie Ihre Zeit verbringen, entweder einen positiven oder negativen Einfluss auf Sie ausüben. Die Energie dieser Personen interagiert mit Ihrer eigenen und kann sowohl eine erhebende als auch eine niederdrückende Wirkung haben.

Wenn Sie sich nach dem Zusammensein mit bestimmten Menschen müde und erschöpft fühlen, sollten Sie sie in Zukunft besser meiden. Achten Sie darauf, Ihren Freundeskreis auf fröhliche Menschen mit hoher Energie zu beschränken. Sicher, wir sind Menschen, und wir alle erleben Momente der Traurigkeit oder Niedergeschlagenheit. Doch wenn unsere Herzen grundsätzlich von Freude erfüllt sind, erholen wir uns schnell und fokussieren uns wieder auf das Licht. Also seien Sie mutig und lassen Sie negative, energieraubende Personen aus Ihrem Leben los. Vielleicht sollten Sie es eine Woche lang versuchen, Sie werden den tief greifenden und heilenden Unterschied bemerken! Vielleicht gelangen Sie zu der Überzeugung, dass es

besser ist, mit diesen Personen einen Monat lang keinen Kontakt mehr zu haben und sie irgendwann ganz loszulassen.
Wir machen den Betreffenden keine Vorwürfe für ihre negative Energie. Stattdessen sehen wir, dass diese Momente sich gut für ein Gebet eignen. Wir können unser Licht auf sie richten in der Hoffnung, dass sie sich mit uns in einem glücklichen, friedlichen Zustand hoher Energie zusammenschließen. Stellen Sie sich vor, Sie sind ein heliumgefüllter Ballon – wenn Sie sich an eine Last binden, wird es immer schwer sein zu fliegen. Wenn Sie sich stattdessen dazu entschließen, sich mit Leichtigkeit und Helligkeit zu umgeben, tun sich endlose Möglichkeiten auf.

Energetische Angriffe

Energetische Angriffe bestehen aus niederer, negativer Energie, die in Ihre Richtung geschickt wird. Das Ganze ist nicht so mysteriös oder obskur, wie es sich vielleicht anhört. Es gibt keine Voodoo-Puppen, mitternächtliche Rituale oder Tieropfer. Energetische Angriffe können etwas so Alltägliches sein wie Eifersucht. Oftmals geschehen sie unbewusst – Menschen schicken Ihnen nicht absichtlich negative Energie; es passiert einfach, wenn die Betreffenden ihrem Ego folgen und ihre negativen Gedanken nicht mehr kontrollieren können. Nehmen wir an, Sie haben sich irgendwann eine neue Handtasche gekauft. Als Sie dann mit Ihren Freundinnen zum Essen gingen, wünschte sich eine von ihnen, dass auch sie so eine Tasche hätte. In diesem Moment ist die Freundin in ihre Eifersuchts-Energie gerutscht und hat ungewollt einen energetischen Angriff auf Sie losgelassen.
Das physische Gefühl eines energetischen Angriffs ist schmerzhaft. Denken Sie an Messer, Speere, Gewehrkugeln, Äxte und andere Waffen, die aus einem Gefühl der Angst entwickelt wurden. Der Schmerz ist absolut physisch, doch die Ursache rein energetischer Natur.

Diese Energie kann sich überall in Ihrem Körper festmachen; am häufigsten ist jedoch die Schultergegend davon betroffen. Wenn Sie ohne ersichtlichen Grund unter schmerzenden, angespannten Schultern gelitten haben, wissen Sie jetzt warum! Die Lektion jedoch besteht nicht darin, den Angriff zu erwidern und die Verursacher Ihrerseits mit einer Attacke zu bestrafen. Stattdessen senden Sie diesen Personen Liebe. Sie haben Ihnen negative Energie geschickt, weil sie in ihren Angst-Modus geschlittert sind. Wenn Sie die Betreffenden mit liebevollen Gedanken und Engeln umgeben, wird es ihnen besser gehen, und ihre Energie wird erhöht.

Wenn wir unsere Schwingung erhöhen, feiern wir gemeinsam unsere Erfolge anstatt zu versuchen, in Konkurrenz zueinander zu treten. In Wahrheit gibt es mehr als genug für jeden von uns. Die Engel haben uns Bilder gezeigt, wie jeder Mensch mit einer Schatztruhe auf die Welt gekommen ist, mit den gleichen Möglichkeiten wie alle anderen Menschen.

Es liegt an Ihnen zu entscheiden, ob Sie diese Schatztruhe Ihrer Träume öffnen wollen oder sie lieber verschlossen halten. Sobald Sie bereit sind, Ihre Truhe zu öffnen, werden Sie erkennen, dass es so etwas wie Glück nicht gibt. Sie haben alles verdient, was Ihres Weges kommt. Je offener und empfangsbereiter Sie sind, desto mehr können die Engel Ihnen bringen.

Rivalität ist eine Falle, die uns das Ego stellt. Es möchte uns glauben lassen, dass wir – wenn wir etwas haben wollen – es einem anderen nehmen müssen.

Umgehen Sie diese Falle, die nur noch mehr Schmerzen mit sich bringt. Sie verfügen über einen freien Willen. Wenn Sie nicht länger mit den niederen Schwingungen energetischer Angriffe zu tun haben wollen, können Sie sie loslassen. Ihre Engel um Hilfe zu bitten führt zu einer Klärung und Wiederherstellung hoher Energie.

Je erfolgreicher, glücklicher und gesünder Sie werden, desto mehr Menschen scheinen diese eifersüchtigen oder neidischen

Attacken in Ihre Richtung zu schicken. Das ist der Grund, warum es so ungeheuer wichtig ist, nur Zeit mit liebevollen Personen zu verbringen. Diese Menschen werden stolz auf Sie sein, Ihnen nichts neiden und Sie auf Ihrem Lebensweg unterstützen.

Klärung energetischer Angriffe

Gehen Sie an einen ruhigen Ort, wo Sie nicht gestört werden. Wenn Sie wollen, können Sie sich hinlegen; wir haben jedoch festgestellt, dass gerades Sitzen am besten ist. Setzen Sie sich auf eine Bettkante oder einen Stuhl, ohne sich anzulehnen. Auf diese Weise werden Ihre Schultern und Ihr Rücken frei und leicht zugänglich sein. Schließen Sie die Augen und fokussieren Sie sich auf Ihren Atem. Atmen Sie langsam und tief ein und wieder aus. Tun Sie das zwei bis drei Minuten lang, um sich zu entspannen. Es ist nicht nötig, eine Heilung übers Knie zu brechen; lassen Sie sich genügend Zeit. Und nun wenden Sie sich an Erzengel Raphael, indem Sie sagen:

»Lieber Erzengel Raphael, bitte komm an meine Seite. Ich bitte dich jetzt, in diesem Moment, um deinen himmlischen Beistand. Bitte kläre alle Formen energetischer Angriffe oder niederer Energie, die sich in meinem Körper und meiner Aura eingenistet haben. Ich bin bereit, all dies loszulassen, und sende im Austausch liebevolle Engel zu den betreffenden Seelen. Hilf mir, mich schmerzfrei, entspannt und unterstützt zu fühlen. Ich weiß, du wirst alle energetischen Angriffe jetzt sofort schmerzlos und ohne Mühe auflösen. Danke.«

Es kann sein, dass Sie es körperlich spüren, wenn Raphael diese Heilung vornimmt. Geben Sie sich einfach dem Augenblick hin und erlauben Sie Ihren Engeln, das zu tun, was sie am besten können. Vielleicht haben Sie Visionen des Erzengels, wie er die

Geschosse der Angst aus Ihnen herauszieht. Und achten Sie darauf, diese niedere Energie nicht jemand anderem zu schicken. Erlauben Sie den Engeln, die Energie zu klären und sie in die hohe Schwingung der Liebe umzuwandeln.
Falls Sie Gedanken oder Visionen von Personen empfangen, die Ihnen vielleicht diese negative Energie geschickt haben, nehmen Sie sich einen Moment Zeit, um ihnen Liebe zu senden; die Betreffenden brauchen diese Liebe jetzt, damit sie in die höhere Energie des Friedens eintauchen können. Visualisieren Sie einen rosafarbenen Lichtstrahl, der ihnen übermittelt wird und alle ungesunden Aspekte Ihrer Beziehung auflöst.
Als Nächstes visualisieren Sie Erzengel Raphael, wie er ein besänftigendes smaragdgrünes Licht wie einen Balsam auf die Bereiche Ihres Körpers reibt, in denen sich die energetischen Angriffe eingenistet hatten und die jetzt geklärt sind. Dieser Balsam heilt umgehend die Bereiche Ihres Körpers, die Schmerzen empfunden haben. Außerdem sorgt er dafür, dass diese Attacken sich langfristig nicht wiederholen.

Weiße-Rose-Klärung

Kaufen Sie sich eine frisch erblühte weiße Rose bei Ihrem Blumenhändler; oder, falls möglich, nehmen Sie eine aus Ihrem Garten, zu der Sie eine noch stärkere Verbindung haben. Die weiße Rose wird mit Erzengel Michael assoziiert, der uns hilft, negative Energien loszulassen; außerdem mit Erzengel Metatron, der uns ins Gleichgewicht bringt und unser Chakra-System reinigt; und nicht zuletzt mit Erzengel Raphael, unserem obersten Heiler. Diese eine Blume ist also mit drei machtvollen Erzengeln verbunden, denen ein Ziel gemeinsam ist: Ihnen zu helfen und jegliche Negativität zu klären. Wenn Sie mit der weißen Rose arbeiten, laden Sie damit diese Engel an Ihre Seite ein und geben Ihnen die Erlaubnis, Sie zu heilen.
Ziehen Sie sich an einen sicheren Ort zurück, um diese schwere Energie aus Ihrer Aura zu beseitigen. Sobald Sie es sich bequem

gemacht haben und bereit sind, können Sie beginnen. Sprechen Sie die Worte:

»Ich bitte, dass diese weiße Rose mich von jeglicher niederen Energie klärt.
Ich bin bereit, alle energetischen Angriffe anderer Menschen loszulassen.
Indem ich dies tue, fördere ich den Frieden für alle Beteiligten.«

Bewegen Sie die weiße Rose durch Ihre Aura und verweilen Sie dabei länger über Ihrem Kopf und Ihren Schultern, da dies die Bereiche sind, an denen sich energetische Angriffe gemeinhin festmachen. Während Sie die weiße Rose um Ihren Körper bewegen, kann es sein, dass Sie diverse Empfindungen verspüren, die Ihnen signalisieren, dass die negative Energie geklärt ist. (Sie können auch einen Freund/Freundin oder anderen lieben Menschen bitten, die Rose zu führen.)
Wenn Sie fühlen, dass der Vorgang beendet ist, haben Sie zwei Optionen. Sie können die Rose in eine kleine Vase oder ein Glas mit Wasser stellen und ihr die Möglichkeit geben, weiter Ihren Raum zu klären. Oder Sie können die Blüte zeremoniell in den Garten oder auf eine Wiese legen und auf diese Weise ihre Energie an Mutter Erde zurückgeben.

Heilsteine zur Klärung energetischer Angriffe

Sie können bestimmte Heilsteine nehmen und sie durch Ihre Aura bewegen, um niedere Energien zu beseitigen und Harmonie wiederherzustellen. Wenn Sie negative Schwingungen eliminieren, lassen Sie gleichzeitig die damit einhergehenden Schmerzen los.

– **Selenit**-Stäbe kosten nicht viel und eignen sich wunderbar zur Klärung energetischer Angriffe. Es spielt keine Rolle, ob der Kristall geschliffen ist oder im Rohzustand – die Energie ist dieselbe. Indem Sie langsam den Selenit durch Ihre Aura bewegen, ziehen Sie alle Projektionen der Angst heraus. Dies ist eine besonders hilfreiche Übung, nachdem Sie Zeit mit negativen Menschen oder in Gruppensituationen verbracht haben. Selenit gibt Ihnen Kraft, heilt Ihre Unsicherheiten und zeigt Ihnen, dass Sie in jeder Hinsicht unter göttlichem Schutz stehen.

– **Amethyst** ist ein ausgezeichneter Beschützer, wenn es um energetische Angriffe geht. Sie können den Heilstein durch Ihre Aura bewegen, um diese negative Energie zu eliminieren, was den zusätzlichen Vorteil hat, dass niedere Energie in die hohe Energie der Freude verwandelt wird. Auf diese Weise kann alles, was Ihnen nicht länger dient, bereitwillig losgelassen werden und der Freude Platz machen. Lassen Sie das Alte los, um genug Raum zu schaffen, das Neue willkommen zu heißen. Bitten Sie Ihre Engel zu sich und legen Sie einen Amethyst auf Ihre Stirn. Das wird alle negativen Gedanken beseitigen, die Ihre Zukunft verdunkeln könnten. Wenn Sie einen Amethyst als Schmuck oder einfach als Stein bei sich tragen, profitieren Sie von einem kontinuierlichen Strom positiver Gedanken, die Ihre strahlende und glückliche Zukunft prägen werden.

Die Klärung der Auswirkungen energetischer Angriffe ist etwas, das Sie regelmäßig tun sollten. Wir möchten nicht, dass Sie sich auf negative Energien fokussieren, doch sollten Sie immer wieder mal überprüfen, ob diesbezüglich bei Ihnen alles in Ordnung ist.

Energetische Schutzschilde

Wenn Sie die Energie des Schmerzes erst einmal beseitigt haben, werden Sie sie für immer los sein wollen. Aus diesem Grund sollten Sie sich die Zeit nehmen, Ihre Aura zu stärken und abzuschirmen. Wir würden in einer perfekten Welt leben, wenn die Notwendigkeit für eine solche Maßnahme nicht gegeben wäre. Doch nicht jeder hat die gleiche liebevolle Einstellung zum Leben wie Sie. Daher ist diese Übung besonders dann empfehlenswert, wenn Sie die Absicht haben, überfüllte Orte oder Veranstaltungen zu besuchen.

Manche Menschen denken, dass man durch einen Schutzschild eine Attacke vorwegnimmt. Sie empfinden es geradezu als eine Aufforderung an das Universum, negative Energie zu schicken. Als wir die Engel diesbezüglich um Rat baten, sagten sie, dass man das Abschirmen mit dem Abschließen der Haustüre vergleichen kann. Wenn Sie Ihre Tür offen lassen, geben Sie damit jedem und allem die Möglichkeit, hereinzukommen. Wenn Sie den Eingang verschließen, haben Sie immer noch Zugang zu dem kleinen Guckloch in der Tür und können entscheiden, wer oder was hereinkommen oder draußen bleiben soll.

Ihre individuelle Situation ist ausschlaggebend dafür, wie oft Sie Ihren Schutzschild aktivieren sollten. In der Regel empfiehlt es sich, dies zweimal täglich zu tun: einmal am Morgen nach dem Aufstehen, und noch einmal am Abend, bevor Sie schlafen gehen. Die meisten Schilde sind ungefähr zwölf Stunden aktiv. Sollten Sie jedoch besonders aggressiven Energien ausgesetzt sein, kann Ihr Schutzschild schneller als sonst an Kraft verlieren. Wenn Sie von negativen Menschen oder schwierigen Situationen umgeben sind, bekräftigen Sie Ihren Schild bei Bedarf jede Stunde. Bitten Sie die Engel, Ihnen klare Zeichen zu geben, wann Sie sich erneut abschirmen müssen. Vielleicht senden sie Ihnen dann physische Empfindungen, oder der Gedanke, sich abzuschirmen, kommt Ihnen plötzlich in den Sinn. Nehmen Sie sich einen Moment Zeit für Ihre Abschirmungs-Übung und spüren Sie, wie viel besser und stärker Sie sich danach fühlen.

Nachfolgend finden Sie einige wundervolle Methoden, um einen Schutzschirm zu aktivieren.

Ringelblumen-Tee zum Schutz der Aura

Die Ringelblume (Calendula) eignet sich wunderbar, um Ihre Aura abzuschirmen und zu schützen. Sie ist eine strahlend orangefarbene Blume, die in der Kräutermedizin zur Wundheilung und Beseitigung von Infektionen angewandt wird. Als Tee eingenommen, kommen ihre energetischen Eigenschaften besonders zum Zug.

Trinken Sie eine Tasse oder zwei, und Sie werden sich stärker und geerdeter fühlen und merken, dass Sie sich weniger von den Emotionen anderer Menschen beeinflussen lassen. Eine Tasse Ringelblumen-Tee ist ein ausgezeichneter Gefährte, wenn Sie schwatzhafte Freunde besuchen oder sich in Gruppensituationen jedweder Art begeben. Sie können sich dann kontinuierlich abschirmen, ohne dass die anderen etwas davon mitbekommen. Sie müssen einfach nur ein Tässchen Tee trinken, um Ihre Energie rein und hoch zu halten.

Engel-Kokon

Stellen Sie sich einen Strom winziger Engel vor, die vom Himmel herunterschweben. Während sie immer näher kommen, beginnen sie, sich spiralförmig um Sie herum zu bewegen. Sie fangen an der Spitze Ihres Kopfes an und schweben um Ihren Körper – von hinten und von vorn, bis hinunter zu Ihren Fußsohlen, und formen auf diese Weise einen Kokon, in dem Sie aufgehoben sind und der direkt von Ihnen zum Himmel führt. Während die Engelschar stetig näher kommt, sehen sie vorhandene Negativität und entfernen sie. Jeder Engel, der diese niedere Energie wegnimmt und davonfliegt, wird durch einen neuen Engel ersetzt.

Der Engel-Kokon ist sehr reinigend und erheiternd. Häufig werden Sie außer dem Geräusch flatternder Flügel fröhliches Kichern und Lachen hören.

Amethyst-Höhle

Stellen Sie sich vor, Sie sitzen in einer riesigen Höhle aus herrlichem Amethyst. Sie sind umgeben von dem beschützenden violetten Licht, das die Kristalle ausstrahlen. Jede Kristallspitze leitet niedere Energien aus Ihrem Körper und Ihrer Aura und absorbiert Schmerzen und das Gefühl der Schwere. Wenn erst einmal alle Dunkelheit beseitigt ist, leiten die Kristallspitzen heilende Energie in Ihren Körper.

Die Amethyst-Höhle weckt Ihre intuitiven Fähigkeiten und stärkt Ihre Verbindung zu den Engeln. Diese Meditation ist besonders empfehlenswert, bevor Sie zu metaphysischen Veranstaltungen gehen oder einen spirituellen Vortrag halten.

Gummiball-Schutzschild

Visualisieren Sie, wie Erzengel Michael sich über sie beugt, in den Händen eine Schüssel flüssigen Gummis, der langsam erkaltet. Dies ist eine besonders beschützende Substanz, die Negativität und die Energie energetischer Angriffe abwehrt und dafür sorgt, dass sie wie von einem Gummiball abprallen. Dieser Schutzschild hat die gleiche Farbe wie Michaels Aura: Königsblau.

Bitten Sie Michael um diese Abschirmung, indem Sie sagen:

»Lieber Gott und Erzengel Michael, bitte hülle mich in einen schützenden Schild aus Gummi. Erfülle diesen Gummiball mit deinem segensreichen Licht. Auf dass jegliche Negativität abprallt und nur Liebe aufgenommen wird. Danke.«

Visualisieren Sie Erzengel Michael, wie er vorsichtig die königsblaue Gummimasse über Ihrer Aura ausschüttet und Sie umgehend in seine schützende Wärme einhüllt.

Diskokugel-Schutzschild

Sehen Sie sich selbst, wie Sie in einer Diskokugel mit ihren vielen kleinen Spiegeln stehen. Dieser Schutzschild reflektiert jede Negativität oder destruktive Gedanken, die Ihnen vielleicht geschickt werden. Er eignet sich ausgezeichnet, wenn Sie Termine mit Personen haben, deren Intentionen unter Umständen nicht die besten sind.

Blei-Schutzschild

Dieser Schutzschild hat die Stärke einer dicken, undurchdringlichen Bleischicht, mit der er Ihre Aura umhüllt. Das Blei ist jedoch leichtgewichtig, daher kann man es leicht mit sich herumtragen. Visualisieren Sie, wie das Metall Ihre Aura verstärkt und einen äußerst robusten Abwehrmechanismus bildet.
Am besten benutzen Sie diesen Schutzschild in Situationen, wo Sie sich verängstigt oder unsicher fühlen. Rufen Sie diesen Schutz herbei, wenn Sie abends nach Hause gehen oder spät in der Nacht mit öffentlichen Verkehrsmitteln unterwegs sind. Die Menschen werden Ihre Kraft wahrnehmen und Sie in Ruhe lassen.

Farb-Schutzschilde

Jede Farbe hat ihre eigene Schwingung, und Sie können sich intuitiv für eine entscheiden, um Ihre Aura damit zuzudecken. Schließen Sie Ihre Augen – die erste Farbe, die Ihnen in den Sinn kommt, ist für den jeweiligen Moment die richtige. Morgen werden Sie vielleicht zu der gleichen oder einer anderen Farbe geführt. Vertrauen Sie diesem inneren Wissen und stellen Sie sich vor, wie Ihre Aura in dieser Farbe leuchtet.
Hier sind einige unserer Lieblingsfarben, mit denen Sie sich abschirmen können:

- **Weiß** ist eine kraftvolle, reine Energie des Schutzes und der Klärung.

- **Violett** ist ein ausgezeichneter Schutz vor energetischen Angriffen.
- **Rosa** entspringt einer Quelle der Liebe und hilft Ihnen, sich selbst zu schützen.
- **Gold** besitzt sowohl eine heilende als auch beschützende Energie.
- **Grün** eignet sich hervorragend als Schutzschild.
- **Gelb** ist wunderbar, wenn es um Lernen und Konzentration geht.

Ihre Gedanken gestalten Ihren weiteren Weg. Denken Sie daran, dass Sie Ihre Realität selbst kreieren. Wenn also der vor Ihnen liegende Weg furchterregend, schmerzhaft oder traurig zu sein scheint, schauen Sie nach innen und machen Sie sich bewusst, welchen Einflüssen Ihr Geist erlegen ist. Wenn Ihr weiterer Weg jedoch freudig und erfüllend wirkt, bedeutet dies, dass Sie dafür gesorgt haben, Gedanken von hoher Energie beizubehalten.
Vergessen Sie nicht die Zukunft, die Sie für sich selbst manifestieren wollen. Wählen Sie Ihre Gedanken weise; achten Sie darauf, mit welchen Menschen Sie sich umgeben; halten Sie jederzeit Ihren Schutzschild bereit; und klären Sie regelmäßig Ihre Energie.

Nachwort

Sie sind nicht auf die Erde geschickt worden, um zu leiden. Sie sind hier, damit Sie Großes zustande bringen können. Wenn Sie diese Tatsache vergessen, geht Ihnen die Fähigkeit verloren, die größeren Zusammenhänge zu erkennen. Sie sind hier, weil Sie jenseits der Illusion von Schmerz eine Inspiration für andere sind. Schon heute bringen Sie Freude in das Leben der Menschen. Viele fühlen sich aufgrund Ihrer Offenheit und Warmherzigkeit zu Ihnen hingezogen. Vielleicht vergessen Sie dies bisweilen, doch bitte machen Sie sich bewusst, dass Sie mehr sind als ein leidender Körper. Ihre Seele ist ungeheuer machtvoll; und genau diese Kraft wird Ihnen helfen, diese schwierige Phase in Ihrem Leben gut zu überstehen.
Manchmal hat der Schmerz im Leben eines Menschen so lange eine dominante Rolle gespielt, dass es ihm schwerfällt, sich daran zu erinnern, wie es einst ohne Schmerzen war. Wenn dies auch bizarr klingt, ist es dennoch für viele Menschen Realität. Also denken Sie darüber nach: Was hat Sie davon abgehalten, das Leben zu genießen? Welche Gelegenheiten werden Sie wahrnehmen, um jeden Tag in vollen Zügen zu genießen, wenn der Schmerz nicht mehr da ist? Das Ziel besteht darin, den festen Griff loszuwerden, mit dem der Schmerz Sie so lange umklammert hat. Wenn Sie diesen alten Gefährten loslassen, entsteht Raum für die himmlischen Energien Ihrer Engel. Diese Wesen göttlicher Liebe lassen ihr Licht auf den vor Ihnen liegenden Weg scheinen. Ihren angenehmen, sicheren und bereichernden Weg. Der Weg, den zu gehen Sie ausersehen sind.
Die Engel sagen, dass Sie sich nur dann auf den Weg der Veränderung begeben sollen, wenn er Ihnen größeren Frieden bringt. Wenn Sie Entscheidungen treffen, um mit den anderen mitzuhalten oder weil Sie sich ungeliebt fühlen, hören Sie damit auf

die Stimme des Egos mit seiner niederen, angstbasierten Energie. Das Ego möchte, dass Sie leiden und versagen.
Bitte achten Sie genau auf die Stimme, die Sie jetzt gerade hören. Fühlen Sie sich von Ihrer inneren Stimme ermutigt, motiviert und inspiriert? Oder schämen Sie sich, weil die Stimme Ihnen Vorwürfe macht? Erstere ist die Stimme Ihrer Engel; bei der zweiten handelt es sich um die niedere Energie des Egos. Sie müssen immer wieder nach innen schauen, um zu erkennen, welcher Führung Sie folgen. Nur eine der Stimmen möchte, dass Sie glücklich, gesund und geliebt sind – achten Sie darauf, dass Sie *dieser* Stimme folgen!
Machen Sie es zu einem täglichen Ritual, Ihre Engel zu sich einzuladen. Geben Sie ihnen die Erlaubnis, Ihnen zu helfen, indem Sie die folgenden – oder ähnlichen – Worte sagen:

»Engel, ich heiße euch heute in meinem Leben willkommen!
Bitte seid immer an meiner Seite und führt mich auf jedem Schritt meines Weges.
Bitte helft mir jederzeit, so wie Ihr es vermögt.
Ich bin bereit, jegliche Führung und Heilung zu empfangen, die ihr für mich bereithaltet.
Danke.«

Wenn Sie dies tun, wird sich nicht nur Ihr physischer Körper wunderbar wohlfühlen, sondern es werden sich einmalige und wundervolle Gelegenheiten für Sie eröffnen. Beförderungen und Gehaltserhöhungen in Ihrem Job, neue Freunde, erfüllende Beziehungen oder andere Formen der Fülle warten auf Sie. Dies ist ein ganz natürlicher Prozess, der beginnt, sobald Sie der Führung Ihres höheren Selbst folgen. Sie werden eins mit dem Universum und sind in der Lage, Ihr Licht leuchten zu lassen und Ihre von Gott verliehenen Gaben voll zu entfalten.
Machen Sie sich bewusst, dass Sie in jeder Beziehung perfekt und makellos erschaffen wurden. Fehler gibt es keine. Wie Ihr

Körper jetzt und hier beschaffen ist und wie er sich anfühlt, all dies ist Teil eines umfassenderen Plans. Wenn es irgendetwas gibt, von dem Sie wünschen, es wäre anders, so haben Sie jetzt, in diesem Moment (und in jedem Moment), die Gelegenheit, es zu ändern – mit Hilfe Gottes und der Engel!

Anhang
Spezifische Schmerzbereiche und Methoden zu ihrer Heilung

Hier ist eine Liste der Körperbereiche, in denen Schmerzen am häufigsten auftreten, und der jeweils optimalen Heilmethoden, einschließlich Kräuter, Nahrungsergänzungsmittel, Heilsteine, Gebete, spirituelle und energetische Heilweisen sowie andere Methoden. Darüber hinaus weisen wir auf mögliche energetische Ursachen für Schmerzen in den jeweiligen Bereichen hin. Um das beste Resultat zu erzielen, folgen Sie Ihrer inneren Führung beim Abwägen der unten aufgelisteten Methoden und Herangehensweisen. Wenden Sie nicht alle Therapien gleichzeitig an. Am besten ist es, zunächst nur eine oder höchstens zwei zu versuchen, damit Sie merken, welche bei Ihnen funktioniert. Wenn Sie fünf Methoden auf einmal ausprobieren, werden Sie nie wissen, welche davon angeschlagen hat. Wenn Sie sich zu Affirmationen hingezogen fühlen, nehmen Sie sich vor, sie mehrmals am Tag zu wiederholen. Manche Menschen empfinden es als sinnvoll, sich per Signal auf ihrem Mobiltelefon daran erinnern zu lassen, eine kleine Pause einzulegen und ihre Affirmationen zu sprechen. Je öfter Sie Ihren positiven Wunsch formulieren, desto mehr glaubt es Ihr Körper.

Allgemeine Schmerzen

Energetische Ursache

Sie müssen dem Druck ein Ventil geben. Gegenwärtig ist Ihr Körper wie eine Flasche Limonade, die kräftig geschüttelt wurde. Im Inneren hat sich Druck angestaut, der herausgelassen werden muss. Wenn Sie den Verschluss öffnen, können die Dinge an die Oberfläche brodeln und unangenehm werden.

Doch fast sofort danach werden Sie wieder eine innere Ruhe verspüren. Jetzt ist der Moment für Sie gekommen, loszulassen und dem Frieden näherzukommen, den Sie ersehnen.

Natürliche Rezepte

- Ziehen Sie eine Entgiftung in Erwägung; möglicherweise hat Ihr Körper schädliche Stoffe gespeichert.
- Nehmen Sie 25 Tropfen Ingwer-Tinktur oder 1000 mg Ingwer in Kapsel- oder Tablettenform, dreimal täglich, um Schmerzen zu mildern.
- Nehmen Sie 1200 µg SAM (S-Adenosylmethionin, eine Aminosäure) – 400 µg dreimal täglich, zwei Wochen lang. Das ist genug, um aus dem Gröbsten herauszukommen und Schmerzen zu lindern. In der Folge werden sich neue Perspektiven auftun und eine positive Sicht auf die Zukunft einstellen.
- Nehmen Sie 4000 mg Weihrauch, auf zwei oder drei Einheiten über den Tag verteilt. Das wird Ihre Stimmung aufheitern und eventuelle Hindernisse auf Ihrem Weg zur Heilung beseitigen.
- Würzen Sie Ihre Gerichte mit Kurkuma und nehmen Sie sie je nach Bedarf in Tablettenform oder als flüssigen Auszug ein. Kurkuma wirkt entzündungshemmend und entgiftet Ihren Körper.
- Nehmen Sie 400 mg Magnesium täglich. Dies fördert eine generelle Muskelentspannung und das allgemeine Wohlbefinden.
- Lassen Sie Ihren Vitamin-D-Gehalt im Blut untersuchen, um sicherzustellen, dass Sie unter keinem Mangel leiden. Personen mit niedrigem Vitamin-D-Spiegel benötigen größere Mengen an Schmerzmitteln.
- Nehmen Sie zehn Tropfen Gewöhnlichen Schneeball dreimal täglich, um Anspannungen loszulassen.
- Nehmen Sie zwei Teelöffel Lerchensporn bei akuten Schmer-

zen. Am Folgetag einen halben Teelöffel, im Laufe des Tages auf drei Einheiten verteilt.

Spirituelle und energetische Lösungen

- Klären Sie Ihre Chakras mit Hilfe von Erzengel Metatrons heiligem Lichtstrahl. Machen Sie dies zu einem täglichen Ritual.
- Lassen Sie alles, was Ihnen nicht länger dienlich ist, mittels einer Vollmond-Zeremonie los.

Gebet

»Lieber Gott und Engel, bitte sendet mir euer heilendes Licht. Helft mir, alle Probleme aus der Vergangenheit loszulassen und meine perfekte Gesundheit und Wohlbefinden voll anzunehmen. Ich tausche Schmerzen und Unwohlsein gegen Liebe, Frieden und Freude ein. Engel, bitte öffnet mein Herz, auf dass ich heilen kann. Ich rufe den Heilungsengel Raphael an und bitte ihn, jetzt bei mir zu sein. Bitte segne mich mit deinem smaragdgrünen Licht und heile jede einzelne Zelle. Bitte entzünde das Licht in meinem Körper, damit nur Liebe darin existieren kann. Danke.«

Affirmationen

- »Ich bin bereit, allen Druck aus meinem Leben loszulassen.«
- »Jeder Schritt auf meinem Weg bringt mich dem Frieden näher.«
- »Mein Körper ist mein Tempel, und ich achte gut auf ihn.«

Arme

Energetische Ursachen

Angst vor Erfolg. Dies könnte der perfekte Zeitpunkt sein, um Ihr Licht erstrahlen zu lassen; bitte widersetzen Sie sich nicht!

Natürliche Heilmethoden

- Nehmen Sie zweieinhalb Milliliter Teufelskrallen-Extrakt zweimal täglich mit etwas Wasser ein. Das wird die Schmerzen im Arm lindern.
- Nehmen Sie vier Tropfen Johanniskraut-Extrakt, um die Nerven in Ihrem Arm zu heilen.
- Gönnen Sie sich ein entspannendes Bad mit Meersalz, um Ihren Körper von Giftstoffen zu reinigen.

Spirituelle und energetische Lösungen

- Probieren Sie es mit einer Vollmond-Zeremonie, um alles loszulassen, was Ihnen Schmerzen verursacht. Indem Sie die Schmerzen loslassen, ermöglichen Sie den Beginn des nächsten Kapitels in Ihrem Leben.
- Klären Sie Ihre Chakras mit Hilfe von Metatrons heiligem Lichtstrahl, damit Sie bereit sind, all das Gute in Ihrem Leben anzunehmen.

Gebet

»Lieber Gott und Engel, bitte nehmt alle Schmerzen von mir, während ich mich mit dem Gefühl des Erfolges vertraut mache. Ich vertraue auf eure Vorgehensweise und weiß, dass jetzt der richtige Zeitpunkt für mich ist, mein Licht erstrahlen zu lassen. Ich gebe alle Ängste auf und nehme die vor mir liegende Schönheit mit Freuden an.

Bitte zeigt mir, wie ich die nächste Phase meines Weges erreichen kann.

Ich gebe euch die Erlaubnis, mir den Weg zu zeigen.

Danke.«

Affirmationen

- »Ich bin bereit, meine Aufgabe zu erfüllen.«
- »Erfolg ist mir sicher, indem ich ihn willkommen heiße.«
- »Ich erlaube meinem Licht zu erstrahlen.«

Beine

Energetische Ursache

Ihr Lebensweg nimmt eine unerwartete Richtungsänderung. Das ist völlig in Ordnung, und am besten ist es, wenn Sie dem Fluss des Lebens folgen.

Natürliche Rezepte

- Massieren Sie Ihr Bein mit einer Kombination aus ätherischem Lavendel- und Kamillenöl. Mischen Sie 15 Tropfen von jedem Öl mit einem Träger-Öl – ungefähr 30 ml biologisches Oliven- oder Kokosnuss-Öl. Reiben Sie dann Ihr schmerzendes Bein damit ein.
- Ingwer kann die Blutzirkulation in den Beinen verbessern und darüber hinaus Schmerzen lindern. Nehmen Sie dreimal täglich 20 Tropfen Ingwerextrakt mit ein wenig Wasser.

Spirituelle und energetische Lösungen

- Verbinden Sie sich mit der Energie des Ametrin, den Sie immer bei sich haben sollten, wenn Sie sich in einer Übergangsphase befinden. Erlauben Sie dem Heilstein, zu Ihnen zu sprechen, und fragen Sie ihn, was Sie tun können, um diese Veränderung angenehmer zu gestalten.
- Lassen Sie die Vergangenheit zurück, indem Sie bei Vollmond eine Zeremonie zum Loslassen durchführen.

Gebet

»Ich vertraue darauf, dass die Veränderungen, die ich in diesem Moment erlebe, zu meinem Besten sind. Ich weiß, dass die Engel mich auf diesem Weg führen werden, und ich folge vertrauensvoll ihren Anweisungen. Diese Veränderung ist die Antwort auf meine Gebete. Danke für die Beseitigung aller Schmerzen im Austausch für diese neue Erfahrung.«

Affirmationen

- »Ich heiße positive Veränderungen willkommen.«
- »Ich gebe den Engeln die Erlaubnis, mich heute zu führen.«
- »Alles geschieht aus einem bestimmten Grund.«

Brustbereich

Energetische Ursache

Sie haben Angst davor, Ihr wahres Ich zu zeigen. Manchmal verstecken Sie sich hinter einer Maske und geben vor, jemand zu sein, der Sie in Wahrheit nicht sind – im Beruf, bei Freunden oder sogar Ihrer Familie. Sie sind liebenswerter, als Ihnen bewusst ist, und die ganze Welt verdient, Ihre wahre Schönheit zu sehen.

Natürliche Heilmethoden

- Nehmen Sie 800 µg SAM – 400 µg zweimal täglich. Das gibt Ihrer Seele Auftrieb und sorgt für Frohsinn und Freude.
- Nehmen Sie jeden Tag 400 mg reines Magnesium, um Ihren Brustbereich zu öffnen und Schmerzen zu heilen.
- Versuchen Sie, einen oder zwei Tropfen Pfefferminzöl auf Ihrer Brust zu verreiben. Unter Umständen tritt eine leichte Rötung auf, doch das Öl wird schnell Schmerzen lindern und angespannte Muskeln lösen.

Spirituelle und energetische Lösungen

- Rufen Sie Erzengel Raphael an und bitten Sie ihn, Ihr Herz zu heilen. Der Brustbereich ist der Ort des Herz-Chakras, in dem sich alte Gefühle und Kummer ansammeln. Mit Ihrer Erlaubnis wird Raphael diese Emotionen beseitigen. Sagen Sie dazu:
  »Erzengel Raphael, bitte hilf mir, mein Herz zu heilen. Bitte löse alle Spannung aus meiner Brust, indem du alte Emotionen klärst. Danke.«

- Bitten Sie Erzengel Michael, die Maske zu entfernen, hinter der Sie sich versteckt haben, um Ihr wahres Wesen zu enthüllen. Sagen Sie:
  »Erzengel Raphael, bitte gib mir den Mut, mein wahres Ich zu leben. Ich bitte dich, die falschen Schichten abzulösen, die ich aufgebaut habe, um zu überleben. Nimm mir jetzt die Maske ab, auf dass mein wahres Selbst durchscheinen möge. Danke.«

Gebet

»Ich weiß, dass ich nur eine *Person in diesem Leben sein kann – ich selbst!*
Lieber Gott und Engel, bitte helft mir zu enthüllen, wer ich in meinem Inneren bin – mein wahres Selbst!
Bitte gebt mir die Kraft, diese Hülle zu durchstoßen und der/die zu werden, der/die ich seit jeher sein sollte. Ich bin jetzt bereit. Ich lasse Angst und alle Formen von Schmerz los, während ich meine innere Wahrheit voll annehme. Danke.«

Affirmationen

- »Ich kann ohne Angst ich selbst sein.«
- »Andere profitieren davon, wenn ich mein wahres Selbst zeige.«
- »Ich zeige, wer ich wirklich bin.«

Fuß/Fußgelenk

Energetische Ursache

Sie haben Angst, den nächsten Schritt zu tun. Der kommende Teil Ihrer Reise fühlt sich wichtig an, und Sie wollen keinen Fehler machen. Erlauben Sie der Angst nicht, Sie daran zu hindern, weiterzugehen.

Natürliche Heilmethoden

- Nehmen Sie zweieinhalb Milliliter Teufelskrallen-Extrakt zweimal täglich mit etwas Wasser. Er wird die winzigen Knöchelchen in Ihrem Fußgelenk und Fuß mit Nährstoffen versorgen.
- Weihrauch kann helfen, Schmerzen und Beschwerden zu lindern.
- Ziehen Sie Akupunktur-Behandlungen in Erwägung.

Spirituelle und energetische Lösungen

- Klären Sie Ihre Chakras mit Erzengel Metatrons heiligem Lichtstrahl. Das beseitigt Angst und gibt Ihnen den Mut, weiterzugehen.
- Führen Sie eine Weiße-Rose-Klärung durch, um jegliche Blockaden aufzulösen, die Ihren Fortschritt gefährden.
- Stellen Sie einen Topf mit Usambaraveilchen in Ihr Büro, um die Energie zu klären.

Gebet

»Lieber Erzengel Michael, bitte kläre mich jetzt von jeder angstbasierten Energie. Bitte erfülle mich mit Mut, damit ich den nächsten Schritt machen kann. Ich weiß, dass dieser Moment jetzt gekommen ist, weil ich wirklich und hundertprozentig bereit dafür bin.
Ich heiße die positive Veränderung in meinem Leben willkommen, und ich lasse alles los, was mich zurückgehalten hat. Bereitwillig gebe ich alle Schmerzen und Beschwerden auf und entscheide mich, mein göttliches Schicksal zu erfüllen! Danke.«

Affirmationen

- »Ich bin in Sicherheit und kann den nächsten Schritt tun.«
- »Ich bin bereit für das, was kommt.«
- »Ich akzeptiere meine Aufgabe und beschließe, jetzt voranzugehen.«

Hals/Nackenbereich

Energetische Ursache

Sie treffen die Entscheidung, nur das zu sehen, was Sie sehen wollen. Ignorieren Sie nicht länger, was in Ihrer Umgebung geschieht. Es ist Zeit, die Dinge aus der Perspektive anderer Personen zu sehen.

Natürliche Rezepte

- Nehmen Sie viermal täglich zwölf Tropfen Weidenrindenextrakt, um die Spannung in Ihren Muskeln zu lösen.
- Nehmen Sie jeden Tag 400 mg Magnesium, um die Sehnen in Ihrem Nacken zu entspannen.
- Nehmen Sie zwei Teelöffel Lerchensporn zur Linderung akuter Schmerzen; am Folgetag einen halben Teelöffel, in drei Portionen, über den Tag verteilt.
- Nehmen Sie 7000 mg Leinsamenöl täglich, in drei Portionen (einmal 3000 mg und zweimal 2000 mg). Das wird die Beweglichkeit Ihres Nackens erleichtern, wenn Sie Ihren Kopf von rechts nach links (oder umgekehrt) bewegen.

Spirituelle und energetische Lösungen

- Arbeiten Sie mit Erzengel Raphael, um die Folgen energetischer Angriffe zu klären. Diese negative Energie macht sich häufig an der empfindlichen Nackengegend fest.
- Setzen Sie sich unter einen Baum und erlauben Sie den Naturengeln, Ihre Schmerzen zu lindern.
- Meditieren Sie mit einer Schmucklilie, auch Liebesblume genannt. Das kann eine frische Blüte sein oder eine Abbildung; beide sind gleichermaßen effektiv. Dies hilft, Spannung abzubauen und zu entdecken, was vielleicht außerdem noch vor sich geht.
- Besorgen Sie sich einen klaren Quarz-Kristall mit einer Spitze an beiden Enden. Reinigen Sie den Stein von alten

Energien und programmieren Sie ihn für Ihre Heilung, indem Sie sagen: *»Kristall, bitte heile meinen Körper und beseitige alle Schmerzen, ich gebe dir die Erlaubnis, mich bei meinem Heilungsprozess zu führen, indem ich auf deine Zeichen achte. Danke.«* Nehmen Sie ein Stück Heftpflaster und befestigen Sie den Heilstein so auf der schmerzenden Stelle an Ihrem Nacken, dass eine Spitze auf Ihren Kopf zeigt und die andere auf Ihre Füße. Lassen Sie den Stein ein paar Stunden an Ihrem Nacken und prüfen Sie dann, ob Sie den Vorgang wiederholen müssen.

Gebet

»Lieber Gott und Engel, bitte helft mir, meine gegenwärtige Situation aus einer neuen Perspektive zu sehen. Ich bitte darum, dass meine Sichtweise flexibel und entspannt ist, während mein Körper heilt. Ich lasse bereitwillig alle Schmerzen los und bitte euch, sie durch Liebe zu ersetzen. Engel, ich danke euch für Einsichten, die mir erlauben, das große Ganze zu erkennen.«

Affirmationen

- »Ich bin flexibel in meiner Sicht der Dinge.«
- »Ich bin offen für positive, neue Perspektiven.«
- »Ich sehe mit klarem Blick, was in meiner Welt vor sich geht.«

Handgelenk/Hand

Energetische Ursache

Sie haben den Dingen, die Sie gerne tun, nicht genug Zeit gewidmet. Es ist an der Zeit, kreativ zu sein und Ihre Hobbys wieder aufzunehmen.

Natürliche Rezepte

- Nehmen Sie zehn Tropfen Ingwer-Tinktur (mit ein wenig Wasser), um Schmerzen und Entzündungen zu lindern.
- Nehmen Sie zweieinhalb Milliliter Teufelskrallen-Extrakt zweimal täglich mit ein wenig Wasser. Dieses Heilkraut eignet sich sehr gut bei Beschwerden in den Gelenken und Sehnen. Es wird Schmerzen aus Ihren Handgelenken und Händen beseitigen und Ihnen die Möglichkeit geben, die vor Ihnen liegenden Aufgaben zu Ende zu bringen.
- Nehmen Sie zehn Tropfen flüssigen Johanniskraut-Extrakt, wenn Sie an einem Karpaltunnelsyndrom oder einer Verletzung durch wiederholte Belastung (RSI-Syndrom) leiden.
- Weihrauch ist eine ausgezeichnete Wahl für die Behandlung von Schmerzen im Handgelenk. Wählen Sie Nahrungsergänzungsmittel von hoher Qualität und nehmen Sie stets die empfohlene Dosis.
- Nehmen Sie eine Kühlpackung und legen Sie sie 30 Minuten lang auf Ihr Handgelenk. Bewegen Sie Ihre Hand derweil nicht und wiederholen Sie das Ganze eine Stunde später noch einmal. Das wird die Schwellungen und Beschwerden reduzieren.

Spirituelle und energetische Lösungen

- Wenden Sie sich an Erzengel Michael und bitten Sie ihn, Ihr Handgelenk und Ihre Hand mit seiner spirituellen Absaugmethode zu heilen. Manchmal verstecken niedere Energien sich in Ihren Fingerspitzen und machen sich an den kleinen Knöchelchen in Ihrem Handgelenk fest. Erzengel Michael wird diese Energien aufspüren und Sie von Ihren Schmerzen befreien.
- Nehmen Sie einen Rosenquarz in die Hand. Verbinden Sie sich mit der Energie des Steins und fühlen Sie, wie die Schwingung der Liebe Ihr Handgelenk und Ihre Hand heilt. Zu Beginn spüren Sie vielleicht eine gewisse Kühle. Doch

dann merken Sie, wie Wärme oder ein Kribbeln durch Ihre Hand und in Ihr Handgelenk strömt.
- Tragen Sie einen Karneol-Heilstein bei sich, um Ihr kreatives Fingerspitzengefühl zu verfeinern.

Gebet

»Lieber Gott und Engel, bitte gebt mir genug Zeit, Geld und was immer ich sonst noch benötige, um meinen Fokus auf mich selbst zu richten. Ich bitte euch, mir zu helfen, meine Hobbys und Leidenschaften wiederzuentdecken. Indem ich meine Hobbys neu aufnehme, weiß ich, dass eine Heilung eintreten wird. Bitte gewährt meiner Freude, mein ganzes Wesen zu durchströmen und jeden Muskel und jedes Gelenk zu heilen. Danke.«

Affirmationen

- »Es ist heilsam, Zeit mit Tätigkeiten zu verbringen, die ich liebe.«
- »Meine Kreativität hilft mir zu heilen.«
- »Ich fülle meine Zeit mit Aktivitäten, die mich glücklich machen.«

Hüftbereich

Energetische Ursache

Sie haben das Gefühl, dass Ihre Grundfesten instabil sind. Sie machen sich Sorgen über Beziehungen, Ihren beruflichen Werdegang oder Freundschaften. Sie sollten wissen, dass alles einem höheren Plan folgt und Sie nicht das Geringste ändern müssen.

Natürliche Rezepte

- Nehmen Sie täglich 10 000 mg qualitativ hochwertiges Leinsamenöl (zweimal täglich 5000 mg). Das schmiert Ihre Gelenke und schenkt Ihnen Bewegungsfreiheit.

- Nehmen Sie zwei Teelöffel Lerchensporn für akute Schmerzen. Am Folgetag dann einen halben Teelöffel, auf drei Portionen über den Tag verteilt.
- Kurkuma ist ein wunderbares entzündungshemmendes Heilkraut. Fügen Sie es beim Kochen den Gerichten bei. Darüber hinaus fühlen Sie sich vielleicht angeleitet, ein Kurkuma-Nahrungsergänzungsmittel zu nehmen.

Spirituelle und energetische Lösungen

- Arbeiten Sie mit Erzengel Metatrons heiligem Lichtstrahl, um Ihre Chakras zu klären. Es kann sein, dass Ihr Wurzel-Chakra aus dem Gleichgewicht geraten ist und Heilung benötigt.
- Tragen Sie einen roten Jaspis bei sich, um Ihre Energie zu erden und Sie daran zu erinnern, dass alles stabil ist.
- Bitten Sie Erzengel Raphael darum, heilend einzugreifen.

Gebet

»Lieber Gott, Jesus und Engel, ich heiße eure heilenden Energien willkommen, und ich bete um Linderung. Bitte nehmt allen Schmerz von mir und segnet mich mit Bewegungsfreiheit. Erlaubt mir, den umfassenderen Plan zu verstehen, der mit dieser Situation zu tun hat. Helft mir zu sehen, dass alles gut ist und einem göttlichen Ablauf folgt. Ich habe Vertrauen in euch und gebe mich ganz diesem Fluss der Energie hin. Danke.«

Affirmationen

- »Alles geschieht entsprechend einem göttlichen Plan.«
- »Ich bin sicher und beschützt, und alles ist gut.«
- »Ich vertraue.«

Kiefer

Energetische Ursache

Angst vor Kommunikation. Sie fürchten, dass Ihre Worte anderen Menschen Schmerzen verursachen könnten. Sie halten den Mund und sagen lieber gar nichts. Die Zeit ist gekommen, die Wahrheit auszusprechen und Ihr Wissen weiterzugeben.

Natürliche Rezepte

- Nehmen Sie sieben Tropfen Johanniskraut-Extrakt, um physische Spannungen zu lösen und Ihren Geist zu beruhigen. Johanniskraut lockert die Muskeln in Ihrem Kieferbereich, was das Selbstvertrauen stärkt und ein Gefühl der Sicherheit verleiht.
- Nehmen Sie jeden Tag 400 mg Magnesium, um die Spannung im Kieferbereich zu lösen.

Spirituelle und energetische Lösungen

- Meditieren Sie mit einem Strauß Narzissen, oder drucken Sie ein Bild/Foto von Narzissen aus und erlauben Sie, dass ihre Energie zu Ihnen spricht. Es ist wichtig, die Wahrheit auszusprechen; wenn Sie das Gefühl haben, dass eine Botschaft wichtig ist, müssen Sie diese weiterleiten. Denken Sie an Briefträger – sie haben keine Wahl zu entscheiden, ob sie einen Brief oder ein Paket abliefern sollen oder nicht. Sie können nicht einfach nur einen Teil der Post abliefern. Alles muss dem Empfänger übergeben werden. Wenn Sie sich einer Sache bewusst sind, müssen Sie sich jetzt zu Wort melden.
- Besorgen Sie sich einen Sodalith-Kristall und nehmen Sie Kontakt mit seiner Energie auf; er wird Ihr Selbstvertrauen stärken und außerdem helfen, Ihren Kieferbereich zu entspannen, damit Sie frei und ungehindert sprechen können.

- Lassen Sie mithilfe einer Vollmond-Zeremonie alles los, was Sie hemmt.

Gebet

»Lieber Gott und Engel, bringt mir jetzt Heilung. Ich bitte darum, dass dieser Bereich meines Körpers sich vollkommen entspannt und schmerzfrei wird. Bitte gebt mir den Mut, die Wahrheit auszusprechen. Helft mir, für jede Situation die perfekten Worte zu finden, auf dass jeder von dem profitiert, was ich zu sagen habe. Ich lasse die Angst abgelehnt zu werden los, und stehe dazu, die Wahrheit zu sagen. Danke.«

Affirmationen

- »Ich bin in Sicherheit und kann der Wahrheit Ausdruck verleihen.«
- »Meine Worte bringen Heilung und Freude.«
- »Andere profitieren von dem, was ich zu sagen habe.«

Knie

Energetische Ursache

Sie fühlen sich gehetzt und haben Schwierigkeiten, Aufgaben und Projekte rechtzeitig fertig zu kriegen. Alles scheint immer sehr dringlich zu sein, und Sie haben stets das Gefühl, als ob Ihnen die Zeit davonläuft.

Natürliche Rezepte

- Nehmen Sie ab sofort Leinsamenöl. Beginnen Sie mit 3000 mg täglich und steigern Sie die Menge bei Bedarf auf 6000 mg, verteilt auf drei Portionen im Laufe des Tages, um den Gelenken zu größerer Beweglichkeit zu verhelfen.
- Legen Sie abends ein Kühlkissen auf Ihr Knie, damit es sich entspannen und heilen kann.
- Probieren Sie zwei- oder dreimal in der Woche eine Salz-

packung für Ihr Knie aus. Das wirkt entzündungshemmend und abschwellend.

Spirituelle und energetische Lösungen

- Meditieren Sie mit einem Tigerauge. Es heilt Ihr Knie, indem es Ihnen erlaubt, langsamer zu werden. Das Tigerauge ist ein ausgezeichneter Heilstein für Menschen, die atemlos von einer Aufgabe zur nächsten hetzen. Nehmen Sie sich einen Moment Zeit, um sich zu entspannen und Ihrem Körper die Möglichkeit zur Heilung zu geben.
- Legen Sie Schleierkraut (ein Foto reicht) unter Ihr Kopfkissen. Das hilft Ihnen, Ihre Zeit besser einzuteilen, damit Sie sich nicht mehr so gehetzt fühlen. Schleierkraut ist eine große Hilfe, wenn Sie eine Unmenge an Verpflichtungen haben, aber nicht wissen, wo Sie anfangen sollen.
- Tragen Sie einen Fluorit-Kristall bei sich. Dieser Stein hilft Ihnen, sich zu entspannen und wohlverdienten Schlaf zu finden. Er beruhigt Ihren Geist und hilft Ihnen, Prioritäten zu setzen. Er versorgt Ihr Knie mit heilender Energie, während Sie zielbewusst den nächsten Schritt setzen.

Gebet

»Lieber Erzengel Raphael, bitte sende dein smaragdgrünes Licht in mein Knie. Bitte lass mir die erbetene Heilung zukommen, während ich es ruhiger angehen lasse. Ich begreife jetzt, dass es keinen Grund zur Eile gibt; alles geschieht zur richtigen Zeit. Ich vertraue dir, und ich bitte dich, mich auf meinem Weg zur Genesung zu führen. Danke.«

Affirmationen

- »Meine Aufgaben werden genau zur rechten Zeit erledigt.«
- »Heute lege ich einen langsameren Gang ein, um die Wunder um mich herum zu genießen.«
- »Ich habe mehr als genug Zeit.«

Kopfbereich

Energetische Ursache

Sie analysieren alles bis ins kleinste Detail. Zuweilen hindert diese Eigenschaft Sie daran, Fortschritte zu machen, da es Ihnen ein Bedürfnis ist, dass alles zuerst perfekt sein muss. Sie streben nach Perfektion – und können sich dabei in Einzelheiten verlieren, anstatt Erfahrungen zu machen.

Natürliche Rezepte

- Nehmen sie 800 µg SAM, aufgeteilt in zwei Portionen à 400 µg täglich. Nach ein oder zwei Wochen werden Sie merken, dass die dunklen Wolken aus Ihrer Seele verschwunden sind. Sie werden fröhlicher und unbeschwerter sein, während Sie die Fesseln der Schmerzen ablegen.
- Weidenrindentabletten sind als schnell wirkendes Mittel gegen Kopfschmerzen geeignet.
- Die tägliche Einnahme von 400 mg Magnesium ist ein gutes Mittel, um Nervenstress und Spannungen im Kopfbereich zu lindern.
- Nehmen Sie fünf Tropfen Johanniskraut-Tinktur, um Klarheit und eine neue Perspektive in Bezug auf Ihre Gesundheit zu finden. Johanniskraut lindert Schmerzen und Anspannung einschließlich Migräne.
- Verreiben Sie ein paar Tropfen Lavendelöl auf Ihren Schläfen für eine umgehende Schmerzlinderung.

Spirituelle und energetische Lösungen

- Führen Sie die spirituelle Absaugmethode mit Erzengel Michael durch. Er wird Ihnen die unerwünschten Gedanken aus dem Kopf nehmen.
- Meditieren Sie zu dem Bild einer Lotosblume. Diese Blumen sind seit Langem bekannt für ihre Verbindung mit der Welt des Geistes. Der Lotos wird Ihnen seine Weisheit übermit-

teln, indem er Ihnen versichert, dass niemals Fehler gemacht wurden. Alles ist immer so passiert, wie es von Gott vorgesehen war.

Gebet

»Lieber Gott und Engel, bitte füllt meinen Kopf mit liebevollen Gedanken und Trost. Ich lasse alle Anspannung und Angst los, die mit dem Wunsch nach Perfektion verbunden sind. Ich weiß, dass in Wahrheit nur Gott 100 Prozent perfekt ist. Es ist okay für mich, nicht vollkommen zu sein, da meine Seele mit jeder gelernten Lektion heller strahlt. Danke.«

Affirmationen

- »Ich ersetze Perfektion durch freudige Erfahrungen.«
- »Ich werde jetzt entsprechend meiner Führung aktiv.«
- »Mein Kopf ist erfüllt von liebevollen Gedanken.«

Magen

Energetische Ursache

Sie fressen Ihre Emotionen in sich hinein. Vielleicht haben Sie Stress und Angstgefühle, die Sie ständig unterdrücken.

Natürliche Rezepte

- Nehmen Sie zehn Tropfen Ingwer-Tinktur oder flüssigen Extrakt (mit ein wenig Wasser) gegen Magenschmerzen und Übelkeit.
- Versuchen Sie es mit Pfefferminz- oder Kamillentee, um Ihre Magenschmerzen zu lindern.
- Fügen Sie den Gerichten, die Sie kochen, Kurkuma bei. Eventuell fühlen Sie sich zudem angeleitet, ein Kurkuma-Nahrungsergänzungsmittel zu nehmen.
- Reiben Sie Ihren Bauch mit fünf Tropfen ätherischem Ka-

millenöl ein. Es wird den ganzen Bereich entspannen und Schmerzen lindern.

Spirituelle und energetische Lösungen

- Atmen Sie den Duft von ätherischem Lavendelöl ein, um sofortige innere Ruhe und Entspannung zu finden.
- Lauschen Sie der wohltuenden Melodie von Klangschalen, die Ihre Emotionen ins Gleichgewicht bringen und Angst auflösen.
- Benutzen Sie Erzengel Metatrons heiligen Lichtstrahl, um Ihre Chakras zu klären. Er wird alle Ängste und Gifte lösen, die Sie in Ihrem Inneren gespeichert haben.

Gebet

»Lieber Gott und Engel, bitte helft mir, den inneren Druck zu lösen. Ich weiß, dass ich mit eurer heilenden Hilfe alles loslassen kann. Bitte entwirrt die Knoten in meinem Magen, damit ich mich wieder wohlfühle. Ich bitte Erzengel Michael und Raphael, bei mir zu sein und mir zu helfen, alle Angst loszulassen. Danke.«

Affirmationen

- »Ich bin ruhig.«
- »Innerer Friede erfüllt mich.«
- »Ich kann in Ruhe alles loslassen, was mich belastet.«

Rücken (oberer Bereich)

Energetische Ursache

Achten Sie darauf, mit welchen Personen Sie Ihre Zeit verbringen. Möglicherweise hat sich eine energetische Attacke aufgrund von Eifersucht in Ihrem oberen Rückenbereich festgesetzt. Vielleicht besteht die Angst, zu sich selbst zu stehen und die eigene Wahrheit zum Ausdruck zu bringen.

Natürliche Heilmethoden

- Lindern Sie Schmerzen und Entzündungen mit Weidenrindenextrakt.
- Nehmen Sie täglich 400 mg Magnesium, um das Gewicht der Welt von Ihren Schultern zu nehmen.
- Mischen Sie einen Teelöffel Kurkumapulver mit einer kleinen Menge Joghurt oder einem anderen fetthaltigen Nahrungsmittel. Essen Sie diese Mischung täglich, um Schmerzen und Beschwerden zu reduzieren.
- Nehmen Sie zwei Teelöffel Lerchensporn bei akuten Schmerzen. Am Folgetag dann einen halben Teelöffel, auf drei Portionen über den Tag verteilt.
- Lösen Sie Anspannung mit Hilfe der Bowen-Therapie, Massage und Akupunktur, um eine Heilung herbeizuführen.

Spirituelle und energetische Lösungen

- Arbeiten Sie mit Erzengel Michael und wenden Sie regelmäßig seine spirituelle Absaugtechnik an. Möglicherweise haben Sie negative Energien anderer Menschen absorbiert.
- Schirmen Sie sich täglich ab, um niedere Energien daran zu hindern, Ihnen zu schaden. Unter Umständen werden Sie feststellen, dass eine Abschirmung mit Hilfe von violettem und rosafarbenem Licht besonders wirksam ist.
- Tragen Sie einen Amethyst bei sich, der alle niederen Energien absorbiert und umwandelt.
- Klären Sie sich mit weißen Rosen und konzentrieren Sie sich dabei auf Ihre Schultern und den oberen Bereich Ihres Rückens. Die weißen Rosen ziehen negative Energie und Schmerzen heraus.

Gebet

»Lieber Erzengel Michael, bitte schirme mich ab vor negativen Energien. Ich bitte dich, zu mir zu kommen und meine Sicherheit zu garantieren. Bitte gib mir das

Selbstvertrauen, um mein Licht ohne Zögern hell erstrahlen zu lassen.
Reinige meinen Körper und ziehe alle Formen von Schmerz heraus. Erzengel Raphael, bitte erfülle meinen Körper mit deinem heilenden Licht. Danke.«

Affirmationen

- »Ich bin in Sicherheit und stehe unter göttlichem Schutz.«
- »Alles, was auf mich zukommt, ist positiv und gut.«
- »Voller Selbstvertrauen bringe ich meine Wahrheit zum Ausdruck.«

Rücken (unterer Bereich)

Energetische Ursache

Ängste und Sorgen bezüglich Geld. Schwierigkeiten, eine traumatische Erfahrung loszulassen.

Natürliche Heilmethoden

- Nehmen Sie 4000 mg Weihrauch, auf zwei oder drei Portionen über den Tag verteilt. Weihrauch lindert Entzündungen und beseitigt Blockaden, die einer Heilung im Weg stehen.
- Fügen Sie Ihren Gerichten Kurkuma hinzu. Darüber hinaus fühlen Sie sich vielleicht angeleitet, ein Kurkuma-Nahrungsergänzungsmittel zu nehmen.
- Erwägen Sie die Einnahme von Weidenrinde als Extrakt oder in Form von Tabletten. Das beseitigt Entzündungen und Schmerzen. Wenn sich der betroffene Bereich heiß anfühlt oder der Schmerz ein brennendes Gefühl auslöst, ist dies ein Zeichen, dass das Mittel wirkt.
- Nehmen Sie 400 mg Magnesium täglich. Magnesium entspannt Ihre Muskeln, und Sie fühlen sich, als wären Sie massiert worden.
- Nehmen Sie zwei Teelöffel Lerchensporn für akute Schmer-

zen. Am Folgetag einen halben Teelöffel, verteilt auf drei Portionen.

- Nehmen Sie zehn Tropfen Gewöhnlichen Schneeball dreimal täglich, um Schmerzen und Anspannung loszulassen.
- Heilen Sie den unteren Rückenbereich durch eine Bowen-Therapie-Anwendung oder eine Massage und bringen Sie ihn so wieder ins Gleichgewicht.

Spirituelle und energetische Lösungen

- Stecken Sie sich einen Garnet-Heilstein in die Tasche, damit Sie ihn den ganzen Tag bei sich tragen können. Dieser Stein stellt das Gleichgewicht in Ihrem Wurzel-Chakra wieder her und verleiht Ihnen ein Gefühl der Stabilität.
- Holen Sie sich einen Strauß gelber Lilien ins Haus, um finanzielle Probleme zu beheben. Gelbe Lilien ziehen die Energie der Fülle an.
- Bitten Sie Erzengel Michael, eventuelle ätherische Schnüre in Ihrem Lendenwirbelbereich zu durchtrennen. Diese energetischen Anhaftungen können zu Erschöpfung führen und Ihnen alle Kraft rauben. Es ist gut möglich, dass diese Schnüre für Ihre Beschwerden und unerklärlichen Schmerzen verantwortlich sind.

Gebet

»Lieber Gott und Engel, bitte beseitigt alle Schmerzen aus meinem unteren Rückenbereich. Ich bin bereit, sie jetzt loszulassen und mich wieder wohlzufühlen. Ich gebe dem Universum die Erlaubnis, alle meine weltlichen Bedürfnisse zu erfüllen und mir Sicherheit zu geben. Ich weiß, dass ich unter den wachsamen Augen der Engel geborgen bin. Ich bitte Erzengel Michael, alle Ängste und Sorgen zu tilgen, die mit Geld, Sicherheit und Geborgenheit zu tun haben – jetzt, in diesem Moment! Danke.«

Affirmationen

- »Meine finanziellen Bedürfnisse werden immer erfüllt.«
- »Ich werde in jeder Beziehung unterstützt, während ich meinen Weg weitergehe.«
- »Vertrauensvoll folge ich der Richtung meiner inneren Führung.«

Schulter

Energetische Ursache

Sie haben das Gefühl, das Gewicht der Welt auf den Schultern zu tragen. Sie sind mit den Problemen anderer belastet. Sie haben die Tendenz, die Bedürfnisse anderer über Ihre eigenen zu stellen.

Natürliche Rezepte

- Nehmen Sie zehn Tropfen Gewöhnlichen Schneeball dreimal täglich, um Schmerzen und Beschwerden in der Schulter zu lindern.
- Reiben Sie die schmerzende Schulter mit ein paar Tropfen ätherischem Lavendel- oder Kamillenöl ein. Die Heileigenschaften der Öle werden die Entzündung reduzieren und Ihnen die Schmerzen nehmen.
- Probieren Sie aus, eine Capsaicin-Creme aufzutragen. Doch ist Vorsicht geboten, da diese Substanz zu Rötungen führen kann. Nehmen Sie zu Beginn so wenig wie möglich und steigern Sie die Menge allmählich, je nach Bedarf. Das Capsaicin wird den schmerzenden Bereich betäuben und Ihrer Schulter Erleichterung bringen.

Spirituelle und energetische Lösungen

- Bitten Sie Erzengel Michael um ein spirituelles Absaugen. Er wird die Schwere und Schmerzen von Ihren Schultern nehmen.

- Schätzen Sie intuitiv ein, ob eventuelle ätherische Schnüre durchtrennt werden müssen. Wahrscheinlich haben Sie schon vielen Menschen geholfen, wobei Sie jedes Mal eine energetische Schnur zu der entsprechenden Person gebildet haben. Bitten Sie Erzengel Michael, diese ungesunden Anhaftungen zu lösen, damit mehr Liebe durch Sie fließen kann.
- Klären Sie Ihre Chakras mit Erzengel Metatrons heiligem Lichtstrahl.
- Nehmen Sie sich regelmäßig Zeit zum Meditieren und visualisieren Sie sich selbst friedvoll und frei von Schmerzen. Stellen Sie sich detailliert vor, wie Ihr Leben aussehen würde, wenn Sie keine limitierenden Schmerzen mehr hätten.

Gebet

»Lieber Gott und Engel, bitte nehmt das Gewicht der Welt von meinen Schultern. Ich erkenne, dass ich nur ein Mensch bin. Ich bin nicht dazu ausersehen, alles allein zu tun. Stattdessen bitte ich euch, mich daran zu erinnern, um Hilfe zu bitten. Ich begrüße die heilende Liebe meiner Engel und der Erdenengel, von denen ich umgeben bin. Bitte erinnert mich daran, dass nicht ich die Quelle der Heilung bin, die Menschen zuteil wird. Nur der Himmel kann solche Wunder bewirken. Im Wissen um diese Tatsache entspanne ich mich und genieße die Reise. Danke.«

Affirmationen

- »Meine Bedürfnisse sind wichtig, und es macht mir Freude, mich selbst gut zu behandeln.«
- »Heilung kommt, wenn der Empfangende bereit für sie ist.«
- »Meine Schultern bewegen sich frei und mühelos.«

Quellenangaben

Abedin, L., et al. »The Effects of Dietary Alpha-linolenic Acid Compared with Docosahexaenoic Acid on Brain, Retina, Liver and Heart in the Guinea Pig«, *Lipids*. Mai 1999; 34(5): 475–82.

Allman, MA, et al. »Supplementation with Flaxseed Oil versus Sunflower Oil in Healthy Young Men Consuming a Low Fat Diet: Effects on Platelet Composition and Function«, *Eur J Clin Nutr*. März 1995; 49(3):169–78.

American Academy of Pain Medicine. »AAPM Facts and Figures on Pain«, konsultiert im November 2013. www.painmed.org/patientcenter/facts_on_pain.aspx

Australian Bureau of Statistics. »Characteristics of Bodily Pain in Australia«, konsultiert im November 2013. www.abs.gov.au/ausstats/abs@.nsf/Lookup/4841.0Chapter12011

Benson, J. »Top Remedies for Treating Chronic Pain Naturally«, *Natural News*, konsultiert im November 2013. www.naturalnews.com/039092_chronic_pain_treatment_remedies.html

Bone, K. *The Ultimate Herbal Compendium*. Warwick, Queensland, Australia: Phytotherapy Press, 2007.

Buckle, J. »Use Of Aromatherapy as a Complementary Treatment for Chronic Pain«, *Altern Ther Health Med*. Sept. 1999; 5(5): 42–51.

Centers for Disease Control and Prevention. »About Parasites«, konsultiert im Dezember 2013. www.cdc.gov/parasites/about.html

Centers for Disease Control and Prevention. »Policy Impact: Prescription Painkiller Overdoses«, konsultiert im November 2013. www.cdc.gov/homeandrecreationalsafety/rxbrief

Chang, H. M./ P. P. But (eds). *Pharmacology and Applications of Chinese Materia Medica*. Singapore: World Scientific, 1987.

Davies, SJ, et al. »A Novel Treatment of Postherpetic Neuralgia Using Peppermint Oil«, *Clin J Pain*. Mai-Juni 2002; 18(3):200–2.

Ehrlich, S. »Devil's Claw«, *University of Maryland Medical Center*, konsultiert im November 2013. http://umm.edu/health/medical/altmed/herb/devils-claw

———. »Willow Bark«, *University of Maryland Medical Center*, konsultiert im November 2013. http://umm.edu/health/medical/altmed/herb/willow-bark

Galeotti N./C. Ghelardini. »Saint-John's-wort Reversal of Meningeal Nociception: A Natural Therapeutic Perspective for Migraine Pain«, *Phytomedicine*. Juli 2013; 20(10): 930–8.

Galland, L. »Intestinal Parasites May Be Causing Your Energy Slump«, *The Huffington Post*, 6. Januar 2011. www.huffingtonpost.com/leo-galland-md/intestinal-parasites_b_804516.html

GNC. »MSM and the healing power of sulfur«, konsultiert im November 2013. www.gnclivewell.com.au/health-knowledge-details.asp?id=32&cid=4

Haim, J. »Treating Pain Naturally«, *WellBeing*, konsultiert im November 2013. www.wellbeing.com.au/blog/treating-pain-naturally

Henderson, J.V. et al. »Prevalence, Causes, Severity, Impact, and Management of Chronic Pain in Australian General Practice Patients«, *Pain Med*. Sept. 2013; 14(9): 1346–61.

Institute of Medicine (IOM). *Relieving Pain in America, A Blueprint for Transforming Prevention, Care, Education, and Research*. Washington, D.C.: The National Academies Press, 2011.

Kimmatkar, N. et al. »Efficacy and Tolerability of Boswellia Serrata Extract in Treatment Of Osteoarthritis of Knee – a Randomized Double-Blind Placebo-Controlled Trial«, *Phytomedicine*. Januar 2003; 10(1): 3–7.

Kizhakkedath, R. »Clinical Evaluation of a Formulation Containing Curcuma Longa and Boswellia Serrata Extracts in the Management of Knee Osteoarthritis«, *Mol Med Rep*. November 2013; 8(5): 1542–8.

Lite, J. »Nature's New Pain Relievers«, *Prevention*, November 2011. www.prevention.com/mind-body/natural-remedies/pain-remedies-11-natural-cures-pain

———. »You're in Pain. You Want Relief. Naturally«, *Prevention*, 14. September 2008. www.nbcnews.com/id/26136767/ns/health-alternative_medicine/t/youre-pain-you-want-relief-naturally/#.UjkUkhY8FsM

Madhu, K. et al. »Safety and Efficacy of Curcuma Longa Extract in the Treatment of Painful Knee Osteoarthritis: A Randomized Placebo-Controlled Trial«, *Inflammopharmacology*. April 2013; 21(2): 129–36.

Mantzioris, E. et al. »Dietary Substitution with Alpha-linolenic Acid-Rich Vegetable Oil Increases Eicosapentaenoic Acid Concentrations in Tissues«, *Am J Clin Nutr*. Juni 1994; 59(6): 1304–9.

Mercola, J. »What you need to know about inflammation«, *Mercola.com*, 8. September 2009, konsultiert im November 2013. http://articles.mercola.com/sites/articles/archive/2009/09/08/what-you-need-to-know-about-inflammation.aspx

National Health and Medical Research Council. *Report on the Role of Polyunsaturated Fats in the Australian Diet*. Canberra: AGPS, 1991.

National Sleep Foundation. »Sleep in America Poll«. 2000. www.sleepfoundation.org

Oyama, T./G. Smith (eds). *Pain and Kampo: The Use of Japanese Herbal Medicine in Management of Pain*. Tokyo: Springer-Verlag, 1994.

Paulozzi, L.J. et al. »Vital Signs: Overdoses of Prescription Opioid Pain Relievers – United States, 1999–2008«, *Centers for Disease Control and Prevention*. www.cdc.gov/mmwr/preview/mmwrhtml/mm6043a4.htm

Rodriguez, T. »Common Parasite Linked to Personality Changes«, *Scientific American*, 2. August 2012, konsultiert im Dezember 2013, www.scientificamerican.com/article.cfm?id=common-parasite-linked-to-personality-changes

Schmid, B, et al. »Efficacy and Tolerability of a Standardized Willow Bark Extract in Patients with Osteoarthritis: Results of Two Randomized Double-Blind Controlled Studies«, *Phytother Res.* 2001; 15: 344–350.

Substance Abuse and Mental Health Services Administration. *Drug Abuse Warning Network: Selected Tables of National Estimates of Drug-Related Emergency Department Visits.* Rockville, MD: Substance Abuse and Mental Health Services Administration, 2010.

———. *Results from the 2010 National Survey on Drug Use and Health: Summary of National Findings*. NSDUH Series H-41, HHS Publication No. (SMA) 11-4658. Rockville, MD: Substance Abuse and Mental Health Services Administration, 2011. http://oas.samhsa.gov/NSDUH/2k10NSDUH/2k10Results.htm

Thomsen, M. *Phytotherapy Desk Reference*. Tasmania: Global Natural Medicine, 2005.

Virtue, D. *The Healing Miracles of Archangel Raphael.* Carlsbad, CA: Hay House, 2011.

Register